W0303506

Roland Golsner
@itsrolislife

What makes *you* feel like *yourself?*

Wie du innere Stärke gewinnst, wenn du deine Gedanken aufschreibst

Dein persönliches Journal

mvgverlag

Bibliografische Information der Deutschen Nationalbibliothek
Die Deutsche Nationalbibliothek verzeichnet diese Publikation in der Deutschen Nationalbibliografie. Detaillierte bibliografische Daten sind im Internet über https://dnb.de abrufbar.

Für Fragen und Anregungen
info@m-vg.de

Wichtiger Hinweis
Dieses Buch ist für Lernzwecke gedacht. Es stellt keinen Ersatz für eine individuelle medizinische Beratung und Ernährungsberatung und sollte auch nicht als solcher benutzt werden. Wenn Sie medizinischen Rat einholen wollen, konsultieren Sie bitte einen qualifizierten Arzt. Der Verlag und der Autor haften für keine nachteiligen Auswirkungen, die in einem direkten oder indirekten Zusammenhang mit den Informationen stehen, die in diesem Buch enthalten sind.

Triggerwarnung
In diesem Buch werden Magersucht, Depressionen und Suizidgedanken thematisiert.

Originalausgabe
2. Auflage 2024
© 2023 by mvg Verlag, ein Imprint der Münchner Verlagsgruppe GmbH
Türkenstraße 89
D-80799 München
Tel.: 089 651285-0
Fax: 089 652096

Alle Rechte, insbesondere das Recht der Vervielfältigung und Verbreitung sowie der Übersetzung, vorbehalten. Kein Teil des Werkes darf in irgendeiner Form (durch Fotokopie, Mikrofilm oder ein anderes Verfahren) ohne schriftliche Genehmigung des Verlages reproduziert oder unter Verwendung elektronischer Systeme gespeichert, verarbeitet, vervielfältigt oder verbreitet werden. Wir behalten uns die Nutzung unserer Inhalte für Text und Data Mining im Sinne von § 44b UrhG ausdrücklich vor.

Redaktion: Anja Hilgarth
Umschlaggestaltung: Sonja Vallant
Umschlagabbildungen: Dean Drobot/shutterstock.com;
Back one line/Shutterstock.com
Layout: Sonja Vallant
Satz: Lara Nelles (schere.style.papier), München
Druck: Florjancic Tisk d.o.o., Slowenien
Printed in the EU

ISBN Print 978-3-7474-0569-7

Wir produzieren nachhaltig
www.m-vg.de

Weitere Informationen zum Verlag finden Sie unter
www.mvg-verlag.de
Beachten Sie auch unsere weiteren Verlage unter www.m-vg.de

Deine Themen für die nächsten Wochen

Von den schlimmsten Zeiten in meinem Leben zu einem wunderschönen Leben im Hier und Jetzt und zu einer wunderschönen Zukunft:

Komm mit mir auf meine Reise voller schwerer Gedanken und starker Emotionen, die eine positive Wendung genommen und mir die Tür zu einer glücklichen Zukunft geöffnet hat.

Erfahre, wie ich mich selbst wieder zurück ins Leben gekämpft habe, welche Gedanken ich dabei hatte und wie diese vielleicht auch dir helfen können.

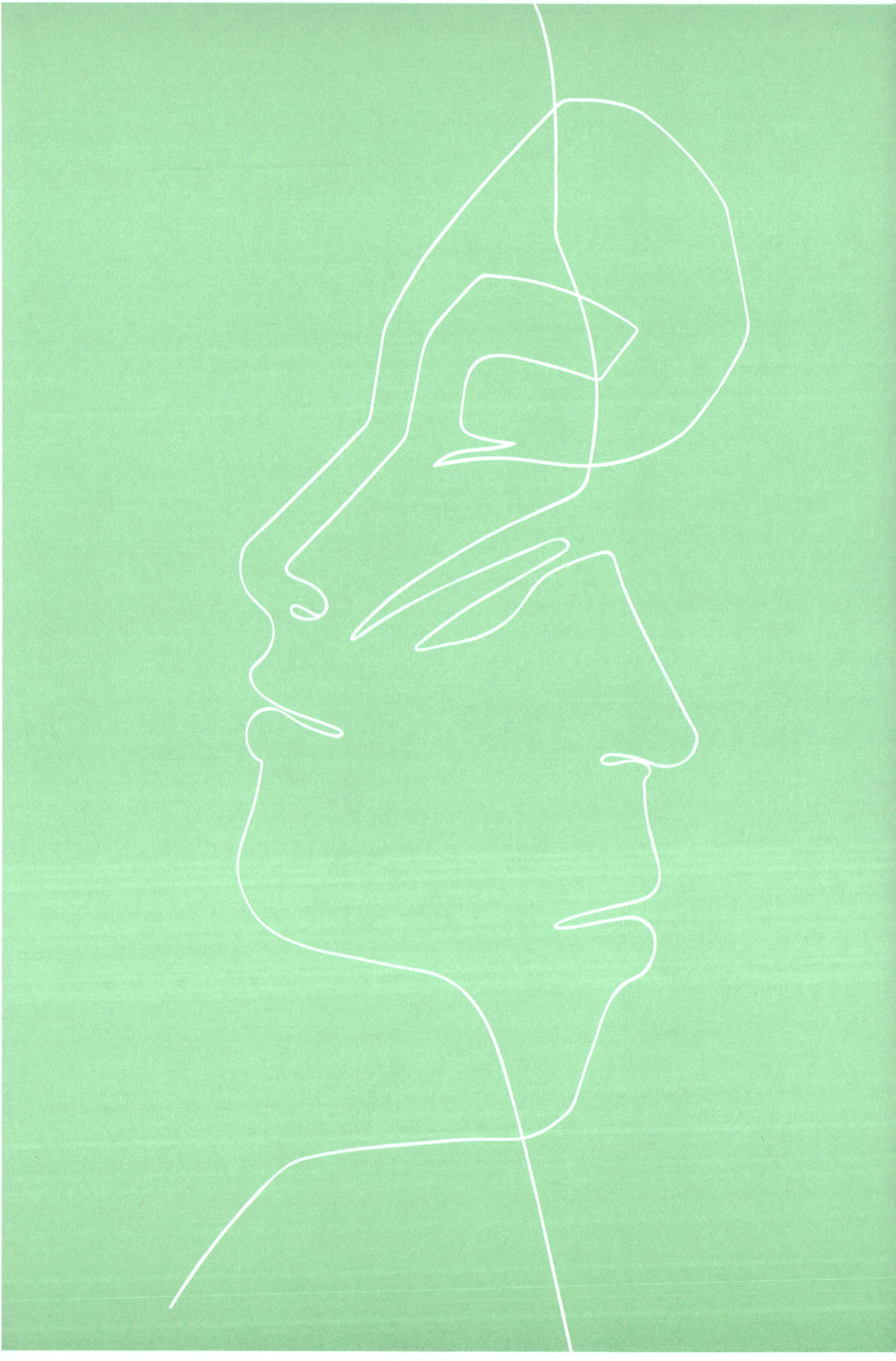

Wie dieses Buch dir helfen kann

Wenn du dir dieses Journal gekauft hast, geht es dir wahrscheinlich nicht besonders gut. Du suchst nach etwas, das dir helfen kann, damit es dir wieder besser geht.

Lass uns gemeinsam daran arbeiten.

Vielleicht hast du noch mit niemandem darüber gesprochen, wie du dich fühlst. Dann hast du auch keine »Diagnose« – also eine »offizielle Krankheit«, die dir ein Arzt bescheinigt. Aber du kennst dich und weißt: Etwas stimmt nicht, es geht dir schlecht.

Dieses Journal soll dein ganz persönliches werden. Auch mir ging es lange Zeit sehr schlecht, und was mir wirklich geholfen hat, war, meine Gedanken aufzuschreiben und mir dabei klar zu werden, was mit mir los ist. Und was ich vielleicht brauche, damit es mir wieder besser geht. Das Journaling hat mir einen Weg gezeigt, mich mit meiner Krankheit zu beschäftigen, sie zu verstehen und gegen sie zu kämpfen. Und es hat dazu beigetragen, sie zu überwinden.

Das kann auch dein Weg sein.

Dabei möchte ich dich begleiten.

Ich erzähle dir in diesem Buch von meinen Gedanken und Gefühlen, als es mir so schlecht ging, und davon, was mir passiert ist. Und auf der gegenüberliegenden Seite ist Raum für dich und für deine Geschichte, für deine Gedanken und Gefühle.

Vielleicht kannst du nicht mit jeder Seite etwas anfangen. Manche Gedanken sind dir vielleicht fern. Dann lass die Seite einfach aus. Das ist ja kein Schulbuch. Du musst nicht überall antworten.

Vielleicht fällt dir aber ja auch später noch etwas ein, das du schreiben oder zeichnen könntest.

Was du mit diesem Journal machst, ist ganz allein deine Entscheidung. Was du hier reinschreibst oder reinkritzelst, geht keinen was an. Da sind deine ganz persönlichen Gedanken drin, so wie du gerade bist. Das muss niemand sehen.

Es sei denn, du möchtest es.

Manchmal wünschen wir uns Hilfe von anderen, von unseren Eltern, Freunden, Geschwistern, wissen aber nicht, wie wir das anfangen, wie wir ihnen das sagen sollen. Wenn dir das auch so geht, zeigst du ihnen vielleicht einfach dieses Buch. Oder »vergisst« es zufällig irgendwo, wo sie es sehen können. Und dann kommen sie auf dich zu und fragen. Und ihr kommt vielleicht ins Reden.

Aber, und das ist wirklich wichtig: Wenn du nicht mehr weiterweißt, wenn du dich fühlst, als stündest du mit dem Rücken an einer Wand, wenn du ganz dringend jemanden brauchst, mit dem du reden kannst, der dir hilft, dann bist du nicht allein.

Am Ende dieses Buches findest du eine Liste mit Adressen und Telefonnummern, die du IMMER anrufen kannst, egal wann, auch mitten in der Nacht. Das kostet nichts, und du musst nicht sagen, wie du heißt oder wer du bist. Die Leute am anderen Ende der Leitung wollen dir nur zuhören.

Bitte hab diese Liste immer griffbereit. Und nutze sie im Notfall.

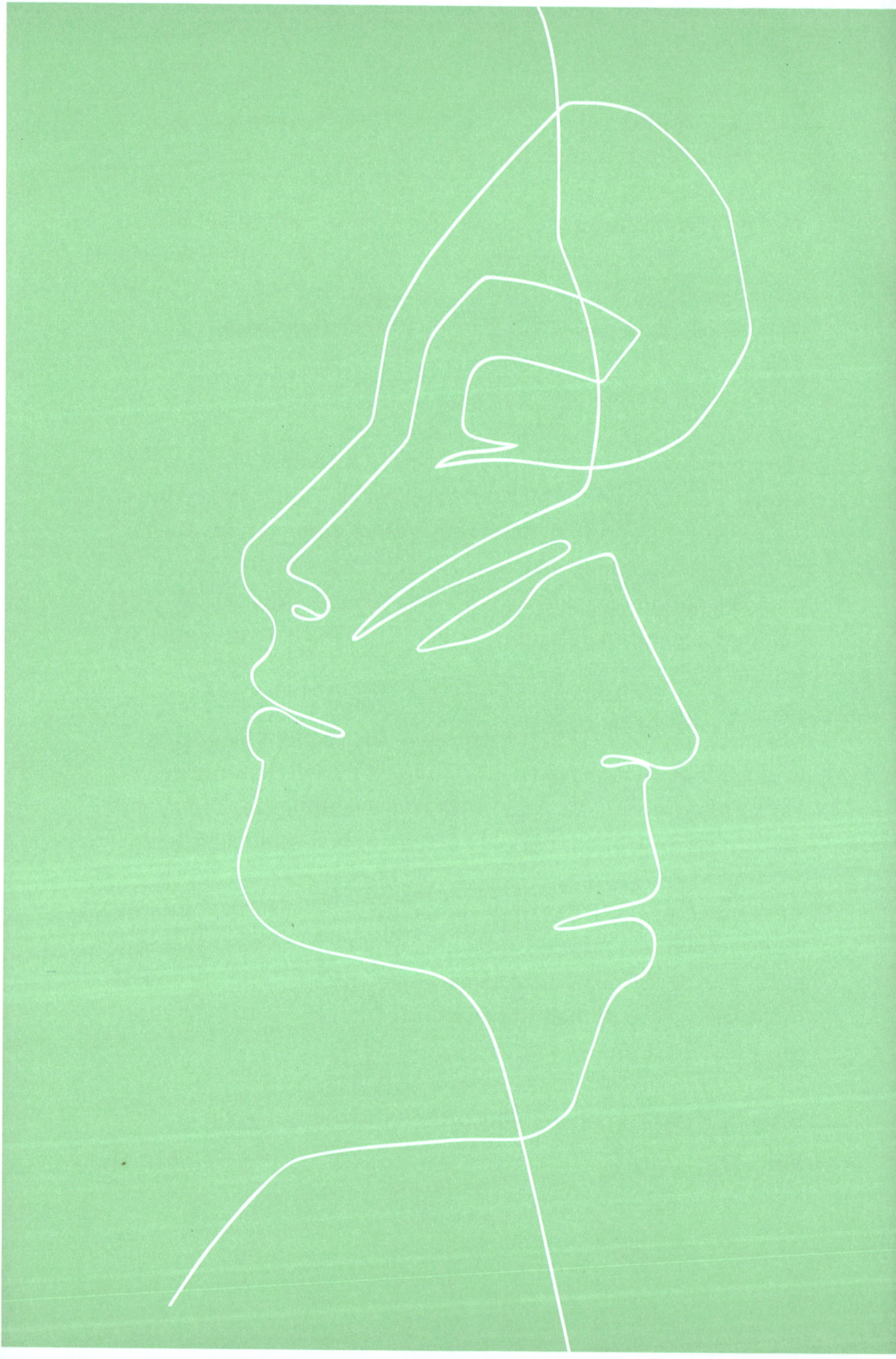

Meine Geschichte und was sie mit dir zu tun hat

»Sie haben die Diagnosen Magersucht, Depressionen und fortgeschrittene Angststörung. Wie fühlen Sie sich, wenn Sie diesen Satz hören?«

Die Frage hatte mir damals mein Hausarzt gestellt. Mit einem Schmunzeln antwortete ich: »Ach, so schlimm ist das nicht. Ich habe nur ein paar schlechte Wochen hinter mir – das wird schon wieder werden.« Mit der Diagnose und einer ausgedruckten Liste von Therapeut:innen-Kontakten in der Hand verließ ich an dem Tag nicht sonderlich betroffen die Hausarzt-Praxis. Rückblickend begann wohl so meine lange Reise voller Schmerz, Trauer und Angst.

Aber fangen wir von vorne an. Ich bin Roland, aber du kannst mich auch einfach Roli nennen. Ich bin der, der hinter diesem Buch steckt, und ich freue mich, dass wir in diesem Journal zusammen auf eine Reise gehen. Zuvor möchte ich dir noch ein bisschen mehr von mir erzählen. Vor 23 Jahren begann mein eigentlich unscheinbares Leben in einem kleinen Dorf in Bayern. Ich würde die ersten Jahre meines Lebens als »normal« bezeichnen, aber das liegt vielleicht auch daran, dass ich mich kaum noch daran erinnern kann, was in dieser Zeit passiert ist. Meine ersten Erinnerungen aus meiner Kindheit begannen im Alter von fünf Jahren, als meine Oma starb. Heute weiß ich, dass mich dieses Erlebnis sehr geprägt hat. Ich kann mich noch daran erinnern, dass ich jede Nacht Albträume davon hatte, noch mehr Menschen in meinem Leben verlieren zu müssen. Diese Träume wurden damals so schlimm, dass ich Hilfe bekommen musste, um mit meinen Verlustängsten wieder etwas besser klarkommen zu können. Wieso mich der Tod meiner Oma so sehr getroffen hat, kann ich bis heute schwer nachvollziehen, aber ich glaube, dieses Erlebnis ist einer der Auslöser dafür, dass ich bis heute noch nur schwer mit Verlusten umgehen kann.

Ich war ein sehr kompliziertes und tollpatschiges Kind. Ich war nie wie die anderen Kinder in meinem Alter – ich war immer anders.

Ich hatte immer große Angst vor vielen Dingen, aber das ist doch normal für einen kleinen Jungen, oder? Die größte Angst hatte ich vor der Dunkelheit, vor dem Alleingelassen-Werden und vor dem Tod. Heute meine ich, ein sechsjähriger Junge sollte an andere Dinge als immer wieder an den Tod denken. Sollte er nicht einfach wie alle anderen frei und unbelastet spielen gehen?

In der Zeit musste ich auch meine ersten Mobbingerfahrungen machen. Da war ich gerade in der ersten Klasse in der Grundschule. Ich habe mich mit den Mädchen in meiner Klasse einfach besser verstanden als mit den Jungs und wurde deswegen ausgegrenzt und ausgelacht. Das erscheint dir vielleicht nicht allzu schlimm, aber für einen Sechsjährigen war das heftig, und ich habe sehr darunter gelitten. Ich habe keine schönen Erinnerungen an meine Grundschulzeit.

Dann kam ich auf die weiterführende Schule – eine »Jungen«-Realschule. Die meisten Jungs aus der Klasse kannten sich damals schon und ich wurde direkt wieder zu einem Außenseiter. Ich saß meist ganz allein und hatte keine Freunde oder Kontakte.

Dazu kam, dass ich nicht gerade der Schlankste war. »Du fette Sau, keiner hier mag dich« – dieser Satz hat sich bis heute in meinen Kopf eingebrannt. Wie oft ich diese Worte während meiner Schulzeit hören musste, kann ich nicht zählen. Ich war immer der dicke und unbeliebte Junge von nebenan und damit die klassische Zielscheibe für den Spott und Hohn der anderen Kinder.

Kinder und Jugendliche können echt gemein sein, und das musste ich immer wieder aufs Neue feststellen. Meine Schulzeit war wortwörtlich die Hölle für mich. Ich war komplett allein auf mich gestellt, und kaum jemand wollte etwas mit mir zu tun haben. Die einzige Aufmerksamkeit, die ich von den anderen bekommen habe, waren diese Piesackereien. Es gab kaum einen Tag, an dem ich ohne Angst in die Schule gehen konnte.

Wie oft ich meine Mutter wegen meiner angeblichen »Bauchschmerzen« angebettelt habe, zu Hause bleiben zu dürfen, weiß ich gar nicht mehr. Ich wollte den anderen nicht mehr ins Gesicht sehen müssen, während sie mich mit Flaschen, Stühlen und sonstigen Dingen bewarfen. »Schule ist wichtig. Du musst dorthin«, war dann immer die Antwort meiner Mutter. Aber woher sollte sie denn auch wissen, was dort passierte, ich habe ja nie mit ihr darüber gesprochen ... Ich hatte Angst davor, ihr zu erzählen, dass ihr Kind unbeliebt ist und von keinem in der Schule gemocht wird. Ich wollte sie nur stolz machen und einen guten Schulabschluss vorzeigen.

Warum ich mir damals keine Hilfe gesucht habe, vielleicht bei den Lehrern, dem Vertrauenslehrer, weiß ich nicht, aber ich denke, dass ich einfach viel zu große Angst hatte, es damit nur noch schlimmer zu machen.

In dieser Zeit habe ich zum ersten Mal in meinem Leben Selbsthass verspürt. Ich ekelte mich vor mir selbst, vor meinem Aussehen, wenn ich mich im Spiegel sah. Die ersten Diäten folgten, doch die machten eigentlich alles nur schlimmer, und nach jeder Diät nahm ich noch mehr zu.

Ein paar Jahre vergingen. So schlimm es auch klingt, aber ich gewöhnte mich an das Mobbing. Ich lernte meine beste Freundin im Jahr 2013 durch eine Internet-Gruppe kennen und wir wurden unzertrennlich – auch wenn wir ein paar Stunden auseinander wohnten. Sie hatte die gleichen Erfahrungen wie ich gemacht, weswegen wir uns wohl auch auf Anhieb verstanden und für den anderen immer die richtigen Worte fanden. Doch über die Jahre verschlechterte sich ihr Zustand. Und schließlich, an einem dunklen und kalten Abend im Frühjahr 2015, am 5. April, nahm sie sich ihr junges Leben. Ich war an jenem Abend auf einer Party und hatte deshalb ihre Nachrichten nicht gelesen und konnte ihr nicht helfen. »Danke für alles, ich werde dich für immer lieben« – das war ihre letzte Nachricht an mich. Am nächsten Tag bekam ich dann den Anruf von ihrer Mutter. Ich spüre das Gefühl von tiefer Trauer und Verzweiflung bis heute noch, wenn ich an diesen Anruf denke.

Ich denke, ich muss nicht beschreiben, wie schrecklich die folgenden Wochen, Monate und Jahre voller Schuldgefühle für mich waren. Vielleicht hast du ja Ähnliches erlebt.

Ich wurde richtig krank. Meine Depressionen waren so stark wie nie. – Mein erster Suizidversuch folgte.

Bis heute bin ich mir sicher, dass meine Freundin es damals nicht zuließ, dass ich ging, denn ich wachte auf wundersame Weise wieder auf. Sie hatte immer gewollt, dass ich irgendwann auch anderen Menschen helfe, so wie ich auch ihr jahrelang helfen konnte.

Ich nahm es als eine zweite Chance an und begann, nach Hilfe zu suchen. Doch ich bekam sie nicht. Alle Therapeut:innen lehnten mich ab und gaben mir nicht einmal die Chance, meine Situation zu schildern. Es blieb mir nur, auf mich selbst zu achten und mir selbst zu helfen.

Nach ein paar Jahren bestand ich meinen Schulabschluss und war froh, der Schule und meinen Mobbern entkommen zu sein.

Ich begann voller Vorfreude meine Ausbildung zum Kaufmann für Büromanagement, in der Hoffnung, dass jetzt alles besser werden würde. Doch auch hier sollte es anders kommen.

»Roland ist zu fett, er muss schneller arbeiten«, sagte mein damaliger Chef in meiner Anwesenheit an der Betriebsweihnachtsfeier zu unserer Reinigungskraft. Er wollte lustig sein, und ich lächelte daraufhin krampfhaft, da ich nicht wusste, wie ich mit dieser Situation umgehen sollte. Er war schließlich mein Chef, und ich wollte meinen Ausbildungsplatz nicht verlieren, also sprach ich ihn auf seine Aussage nicht an. Ich hatte gehofft, dass diese ständigen Kommentare über meinen Körper endlich aufhören würden, wenn ich mit der Schule fertig war – aber dem war nicht so.

Ich weiß noch genau, wie ich an diesem Abend nach Hause fuhr und schon im Auto meine Neujahrs-Diät plante: »Keine Süßigkeiten oder zuckerhaltigen Getränke mehr, und du wirst dich endlich im Fitnessstudio anmelden, um allen zu beweisen, dass du auch anders aussehen kannst.«

Rückblickend gesehen wünsche ich mir, an jenem Abend nie zu der Weihnachtsfeier gegangen zu sein. Denn ab diesem Moment veränderte sich mein Leben noch einmal grundlegend.

Gibt es solch einen Moment in deinem Leben auch? Einen Zeitpunkt, ab dem nichts mehr so ist, wie es bislang war? Der dein ganzes Leben von jetzt auf gleich auf den Kopf stellt?

Es war nicht das erste Mal, dass mein Chef sich über mein Gewicht lustig gemacht hatte. Dies tat er eigentlich bei jeder sich bietenden Gelegenheit. Ich bekam, wie auch zur Schulzeit, wieder eine enorme Angst, ins Büro zu gehen. Es ist kein schönes Gefühl, sein Leben lang Angst davor zu haben, an einen Ort gehen zu müssen, wo du nie weißt, welchen Spruch du dir heute anhören musst.

Ich wollte nicht mehr mit dieser Angst leben müssen und begann an Neujahr meine Diät. Zum ersten Mal meldete ich mich in einem Fitnessstudio an.

Die ersten Kilos verlor ich sehr schnell. Irgendwann nahm ich aber etwas langsamer ab, und da begann ich mein Essen weiter zu reduzieren und meinen Sportkonsum zu erhöhen. Ab diesem Moment war mir schon bewusst, dass das nicht gesund sein konnte. Doch Tag für Tag bekam ich Komplimente für mein Abnehmen, was mich natürlich noch mehr anspornte, damit weiterzumachen.

Ich wurde magersüchtig.

Der »dicke Roland« war auf einmal der krankhaft dünne Roland, der nicht mehr damit aufhören konnte, abzunehmen. Ich verlor immer und immer mehr Gewicht und Lebensenergie. Nie hätte ich gedacht, dass ich mal so eine enorme Angst vor Essen haben könnte. Meine Haare begannen auszufallen, und ich konnte kaum noch ein paar Meter laufen ohne das Gefühl, gleich zusammenzubrechen. Doch kaum jemand dachte daran, dass ich so krank sein könnte. Alle dachten nur daran, wie sportlich und gesund ich doch jetzt war. Damals hätte ich mir nichts Sehnlicheres gewünscht als einen Menschen, der mich an der Hand nahm und mit mir gemeinsam versuchte, Hilfe zu bekommen. Doch wie schon die Jahre zuvor musste ich versuchen, mir selbst zu helfen, denn erneut lehnten mich alle Therapeut:innen, die ich aufsuchte, ab: »Sie sind nicht im starken Untergewicht. Es ist noch nicht dringend notwendig.« Rückblickend glaube ich, dass mich dieser Satz dazu gebracht hat, noch mehr abzunehmen, um endlich die Hilfe zu bekommen, die ich brauchte.

Magersüchtig, depressiv und voller Ängste verbrachte ich die nächsten Wochen und Monate in meinem Zimmer, während andere in meinem Alter ihre Jugend genossen. In dieser Zeit folgten weitere Suizidversuche, da ich schlichtweg nicht mehr wusste, wie und ob ich mein Leben weiterführen wollte und konnte.

»Ein letzter Versuch. Einen allerletzten Versuch gebe ich meinem Leben.« Ich verbrachte mehrere Stunden im Internet, um nach Lösungen zu finden, wie ich mir selbst helfen konnte, und stieß auf das »Journaling«. Ich fing an, alle meine Gedanken und Gefühle Tag für Tag aufzuschreiben. Dies war der erste Schritt, wie ich lernte, mit meinen Erkrankungen umzugehen und sie zu reflektieren. Und wie du siehst beziehungsweise wie du gerade lesen kannst, bin ich immer noch hier.

Es hat mir sehr geholfen, mich auf mich selbst zu konzentrieren und zu bemerken, dass meine Gefühle und Gedanken valide sind und ich damit umgehen kann, wenn ich mich selbst genug reflektiere. Und deshalb habe ich mich dazu entschieden, dieses Journal für dich zu machen, um dir ein paar Fragen und Impulse mit auf deinen Weg zu geben, die mir in meiner schwierigen Zeit sehr geholfen haben und von denen ich hoffe, dass sie auch dir helfen können.

Auf den nächsten Seiten werde ich dir noch mehr von meinen Gedanken erzählen, die ich während und nach meiner Erkrankung hatte, und du erfährst, wie sie sich nach meiner Erkenntnis und meiner Heilung verändert haben. Dazu findest du im Laufe dieses Journals jeweils auf einer linken Seite Gedanken und Fragen, die ich mir gestellt habe, und ich gebe dir dort Impulse, die für mich wichtig waren.

Vielleicht kannst du etwas davon mitnehmen und deine Gedanken für dich festhalten, die dir gerade durch den Kopf gehen. Auf der rechten Seite kannst du dazu deine (negativen) Gedanken rauslassen, die sich in den letzten Wochen, Monaten oder Jahren angesammelt haben, und hoffentlich später durch positive ersetzen.

Lass alles raus!
Schreib dich frei!

Und denk daran: Wenn du merkst, du kommst an deine Grenzen, hol dir Hilfe!

Die Liste mit den Notfallnummern am Ende des Buches ist ein erster Schritt. Von ihnen bekommst du auch Adressen von Psychiater:innen und Therapeut:innen.

Wenn es für dich möglich ist, sprich auch mit deiner Familie, mit guten Freunden. Kümmere dich um dich. Du bist wichtig. Du bist wertvoll. Du kannst gesund und glücklich werden! Und du hast ein Recht darauf!

Und jetzt erzähl doch mal direkt von dir:
Wer bist du, was machst du, und wie ist deine Geschichte bisher verlaufen?

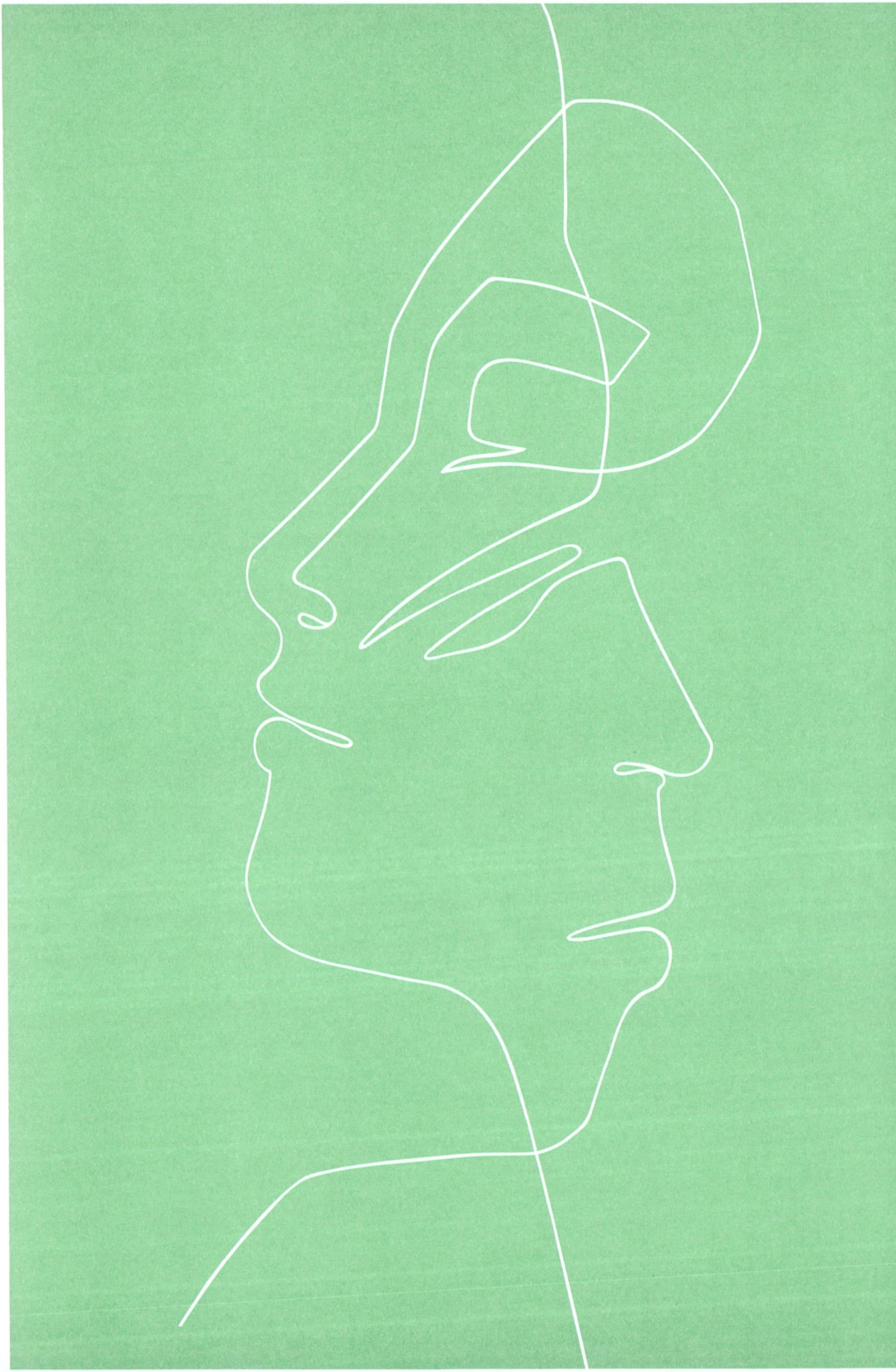

Bestandsaufnahme:

Deine Gedanken – wie geht es dir?

»Was, wenn sie mitbekommen, wie schlecht es mir eigentlich geht?«

Ein kleines schwarzes Heft, versteckt in einer hölzernen Kiste unter meinem Bett. Vollgeschrieben mit meinen Gedanken und Gefühlen, die mir gerade durch den Kopf gehen.

Keiner sollte es jemals finden und lesen, was mir gerade zu schaffen machte. Ich wollte nicht, dass jemand bemerkt, dass ich doch gar nicht so stark bin, wie ich es immer darstellte. Was, wenn sie mitbekommen, wie schlecht es mir eigentlich geht? Was, wenn sie mich dafür verurteilen werden? Und was, wenn sie denken, ich sei verrückt?

Tag für Tag füllte ich Seite für Seite in meinem kleinen schwarzen Buch. Es wurde schlichtweg zu meiner Routine, meine dunklen Gedanken aufzuschreiben und sie irgendwie damit auch loszulassen.

Aber hier sind sie – meine dunkelsten Gedanken aus dem kleinen schwarzen Heft in der hölzernen Kiste unter meinem Bett, die eigentlich nie jemand lesen sollte. Für dich, damit du weißt, du bist nicht allein mit deinen Gedanken. Als Anregung, auch deine Gedanken aufzuschreiben. Du wirst feststellen, dass es unendlich guttut, wenn du sie auf Papier bringst. Beim Schreiben wird dir vieles klar, weil du deine Gedanken in klare Sätze bringst.

In diesem Kapitel versuchst du herauszufinden, woran es liegen kann, dass es dir so schlecht geht. Du machst also eine Art »Bestandsaufnahme« von dir selbst und schreibst auf, wie es dir geht und in welchem Zustand du dich befindest.

Es ist wirklich wichtig, dass du dich mit dir selbst ganz ehrlich auseinandersetzt:

- Wie siehst du dich?
- Wie findest du dich?
- Wann hat dein Leiden angefangen?
- Was könnte die Ursache gewesen sein?
- Wie ist deine Beziehung zu anderen?
- Was erwartest du von ihnen?
- ...

Was mich von anderen Menschen unterscheidet?

Wenn sie aufwachen, ist ihr Albtraum vorbei –
und meiner beginnt erst.

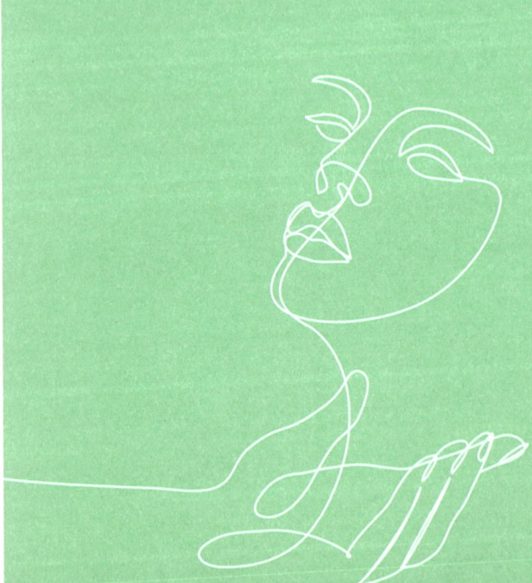

Was mich von anderen Menschen unterscheidet:

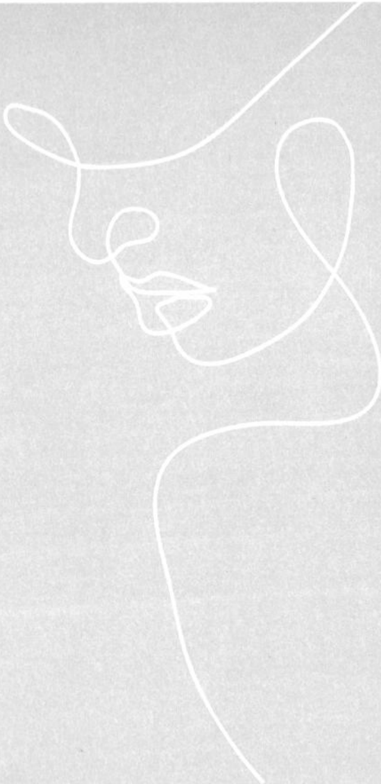

Mein Körper fühlt sich schon seit Ewigkeiten nicht mehr wie mein »Zuhause« an.

Er fühlt sich wie ein Ort an, von dem ich entkommen muss.

Ich fühle mich ...

1 = überhaupt nicht wohl   10 = sehr wohl

1	2	3	4	5	6	7	8	9	10
○	○	○	○	○	○	○	○	○	○

Mein Körper fühlt sich an, als wäre er ...

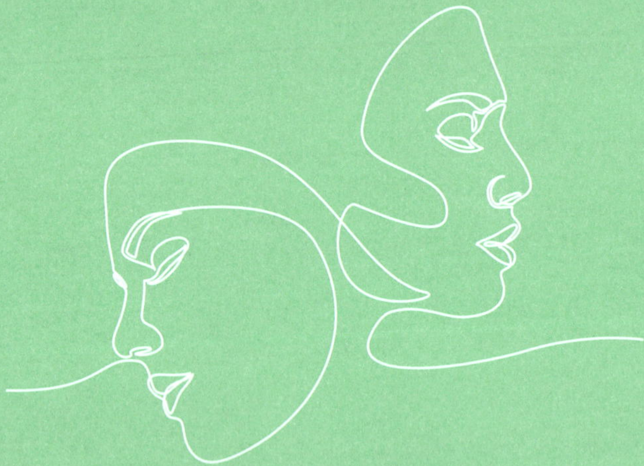

Manchmal wünsche ich mir, nicht ich zu sein.

Ich wäre gerne so wie all die anderen: weniger krank, weniger anders, weniger anstrengend – einfach weniger wie ich.

Ich wäre gerne weniger ...

Ich wäre gern ...

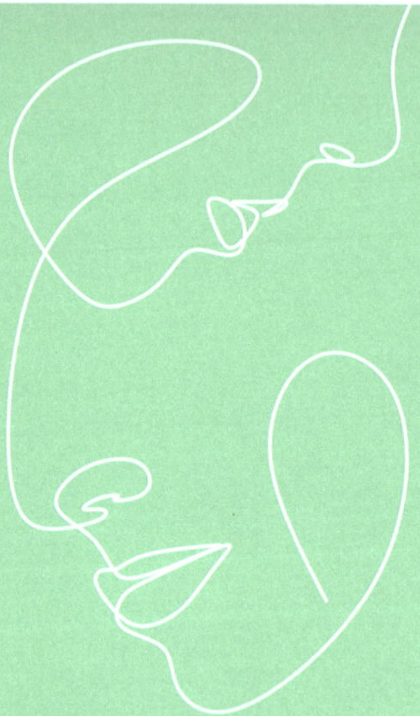

Ich habe Angst.

Angst davor, dass mein komplettes Leben
genauso sein wird wie jetzt.
Dass sich nichts ändert.

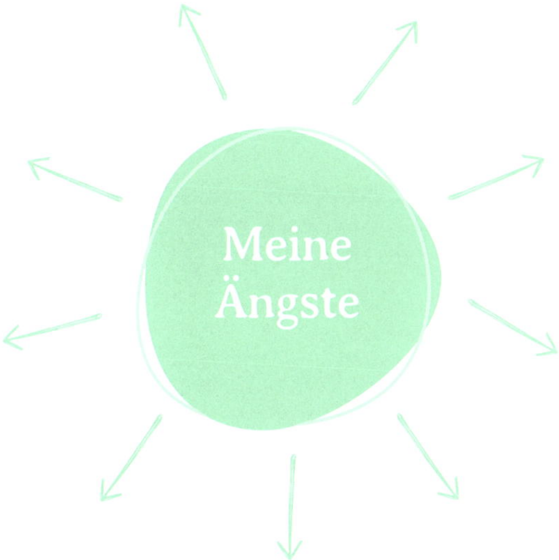

Meine größte Angst ist, dass ...

Und weißt du, manchmal liege ich abends in meinem Bett und denke daran, wie es wohl wäre, wenn alles anders verlaufen wäre.

Wie es wäre, wenn ich nicht all diese Dinge hätte erleben müssen.

Wie es gewesen wäre, eine normale Kindheit zu haben.

Und wie es sich anfühlen muss, nicht täglich um sein eigenes Leben kämpfen zu müssen.

Manchmal, da liege ich abends im Bett und denke daran, wie es wohl wäre, ein »normales« Leben führen zu dürfen.

Hier kannst du deine Gedanken aufschreiben oder zeichnen.

Mir gehen abends im Bett diese Gedanken durch den Kopf:

An dem Tag, als ich mir zum ersten Mal gewünscht
habe, nicht mehr ich zu sein, habe ich aufgehört,
ein normales Leben zu führen.

An dem Tag, als ich ...

habe ich aufgehört, ...

Ich habe mehrere Jahre meiner Jugend durch psychische Krankheiten verloren, während alle um mich herum ihr Leben genießen konnten.

Jahre, die ich nie wieder zurückbekommen werde.

Dinge, die ich nie getan habe.

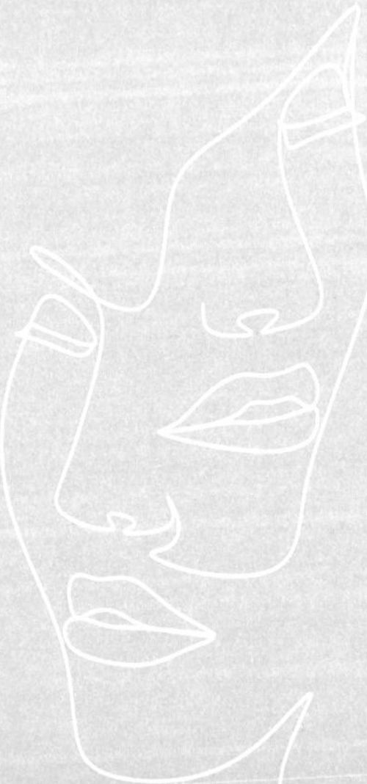

Dinge, die ich früher so gerne gemacht hätte:

Dinge, die ich stattdessen gemacht habe:

Andere in meinem Alter sprechen über ihren ersten Kuss, ihre erste Liebe oder schmieden Pläne für die Zukunft nach der Schule, nach der Ausbildung.

Und ich sitze in meinem Zimmer und kämpfe um mein eigenes Leben, um meine Gesundheit.

Was andere machen:

Was ich stattdessen mache:

Ich habe das Gefühl, nur geliebt zu werden, wenn ich schöner aussehe.

Ich mag mich nicht, wenn ich mich im Spiegel anschaue.

Hier kannst du dich zeichnen oder beschreiben.

So sehe ich mich:

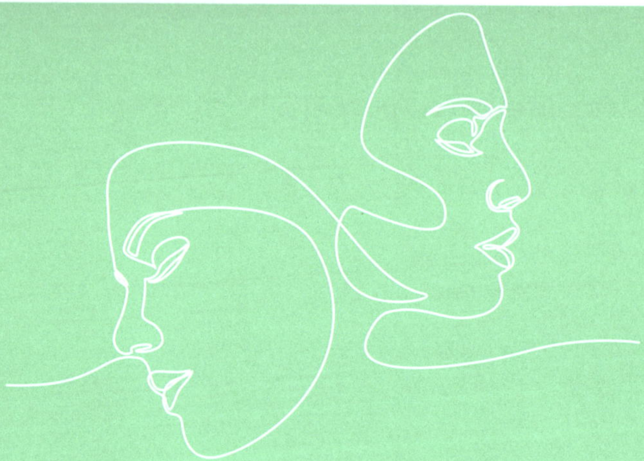

Heute fühlt es sich so an, als würde sich die
Welt um mich herumdrehen, während meine
Tankanzeige auf null steht.

Heute fühlt es sich so an, als könnte ich nur auf
dieser einen Stelle stehen bleiben, während alle
um mich herum mehrere Kilometer laufen.

Heute fühlt es sich so an, als wäre ich an mein
Bett gefesselt, obwohl ich aufstehen möchte.

Und heute fühlt es sich so an, als wäre ich
gefangen – gefangen in meinem eigenen Körper.

Ich kann mich heute zu nichts motivieren.

Es fühlt sich an, als ob ...

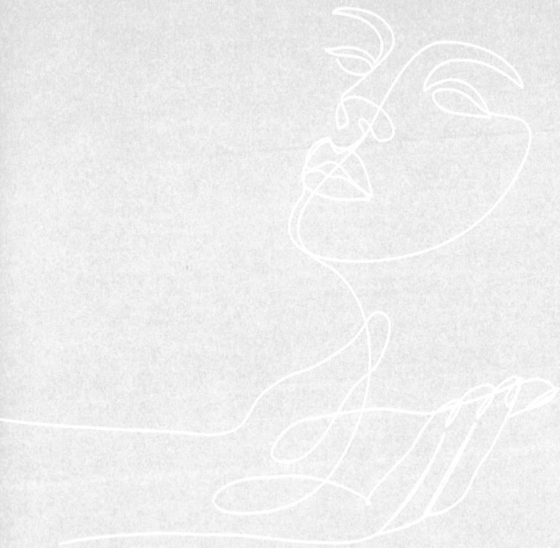

Ich verliere immer mehr Gewicht,
werde dünner und dünner.

Warum tue ich mir das an?

Um welchen Preis? Was ist nur aus mir geworden?
Ich erkenne mich selbst nicht wieder.

Warum tue ich mir das an, dass ...

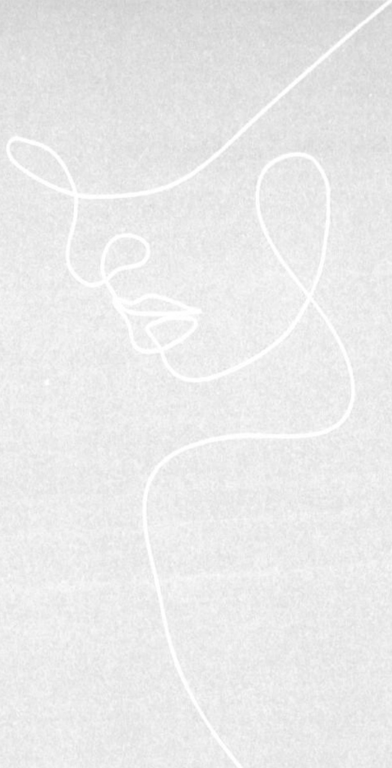

Der Tag, an dem ich mit der Diät begonnen habe, hat alles verändert.

Wäre mein Leben genauso verlaufen, wenn ich damals diese Diät nicht begonnen hätte?

Wie mein Leben (wahrscheinlich) verlaufen wäre, wenn diese eine Sache nie passiert wäre:

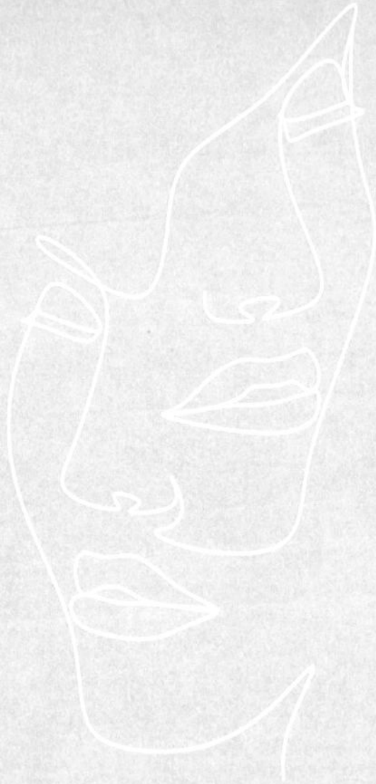

Wie ist es, glücklich zu sein?

Wie fühlt es sich an, ohne diese
dunklen Gedanken einzuschlafen?

Wie ist es, Glück und Liebe zu verspüren?

Wie fühlt es sich an,
ein normales Leben zu führen?

Ich bin …

1 = unglücklich 10 = sehr glücklich

1 2 3 4 5 6 7 8 9 10

○ ○ ○ ○ ○ ○ ○ ○ ○ ○

Wie sich Glück für mich anfühlt, was Glück für mich ist:

Nein, ich will mein Leben nicht mehr beenden.

Ich will aus meinem Leben raus.

Ich will ein anderes Leben haben.

Aber ich will *leben*!

Wie mein Leben momentan ist:

Wie ich mir ein schönes Leben vorstelle:

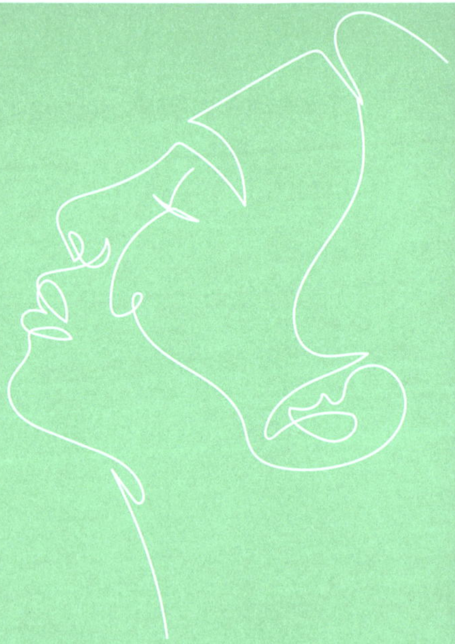

Warum versteht niemand,
was in meinem Kopf vorgeht?

Warum versteht niemand,
wie ich mich gerade fühle?

Warum versteht niemand
diese unfassbare Leere in mir?

Hier kannst du zeichnen oder beschreiben.

Wie es in meinem Kopf gerade aussieht:

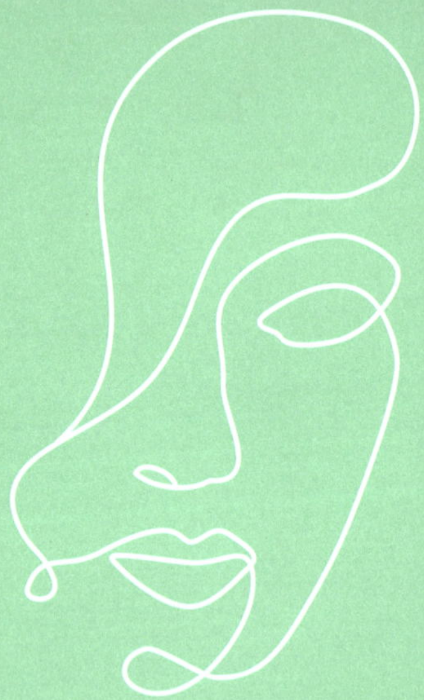

Ich wünschte, Menschen würden verstehen,
warum ich so reagiere, wie ich reagiere.

Ich wünschte, Menschen würden verstehen,
warum ich so fühle, wie ich fühle.

Und ich wünschte, Menschen würden verstehen,
warum ich so bin, wie ich nun mal bin.

Ich wünschte, Menschen würden verstehen, warum ich so reagiere, wenn ...

Ich wünschte, Menschen würden verstehen, warum ich so fühle, wenn ...

Ich wünschte, Menschen würden verstehen, warum ich so bin, wenn ...

Menschen haben gesehen, dass ich rapide Gewicht verloren habe, nicht mehr nach draußen gegangen bin, meine sozialen Kontakte vernachlässigt habe, kein Interesse mehr an irgendetwas hatte.

Und trotzdem hieß es nur: »So ist er halt.«

Menschen haben gesehen, wie ich ...

Und trotzdem ...

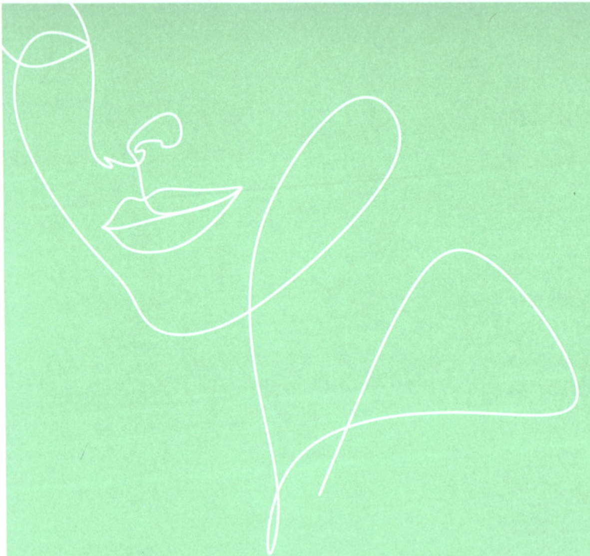

Ich wollte dir nie erzählen,
wie sehr ich geweint habe.

Ich wollte dir nie erzählen,
wie sehr ich gelitten habe.

Ich wollte dir nie erzählen,
wie sehr ich um mein Leben kämpfen musste.

Ich wollte nie, dass du erfährst,
wie sehr ich kurz vor dem Ende stand.

Dinge, die ich gerne ausgesprochen, zu jemandem gesagt hätte, aber mich nie getraut habe:

Und weißt du, an manchen Tagen fühlt
es sich so an, als wäre ich unsichtbar.

Nicht auf diese Art, dass mich niemand
hier sehen könnte.

Sondern eher so, als wäre ich jeder einzelnen
Person in diesem Universum egal.

An manchen Tagen fühlt es sich so an, als ...

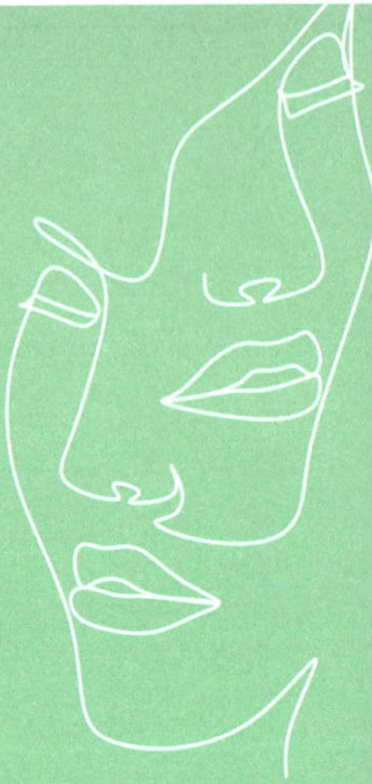

Warum hast du mich nie gefragt, wie es mir geht?

Warum hast du mich nie gefragt,
wieso ich so bin, wie ich bin?

Warum hast du mich nie gefragt,
wieso ich nicht mehr nach draußen gehe?

Warum hast du mich nie gefragt,
wieso ich diese Ängste habe?

Und warum hast du mich nie gefragt, wieso ich
dieses Leben nicht mehr lebensweft finde?

Warum hast du …

Wenn du mich ansiehst, siehst du mich?

Erkennst du,

dass ich oft in meinem Bett sitze und über mein Leben nachdenke?

dass ich oft weinend versuche einzuschlafen?

dass ich an einer schönen Zukunft zweifle?

dass ich ein schrecklicher Mensch bin?

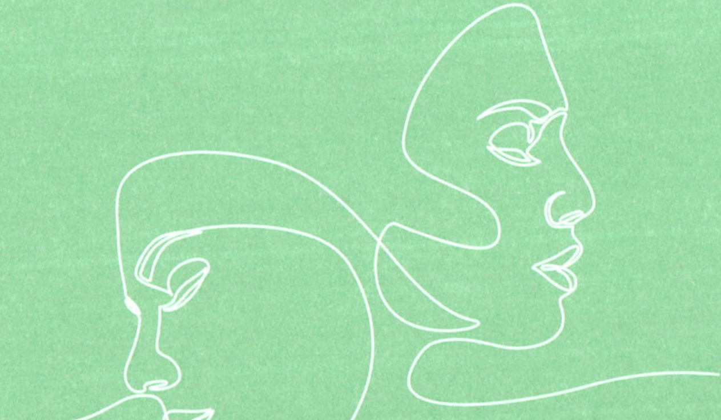

Wenn du wüsstest, wie oft ich …

Ich wollte nie etwas Besonderes sein.

Ich wollte nie aus der Masse hervorstechen.

Ich wollte nie die Aufmerksamkeit
auf mich ziehen.

Ich wollte nie im Fokus stehen.

Ich wollte nie auffallen.

Ich wollte nur ernst genommen werden.

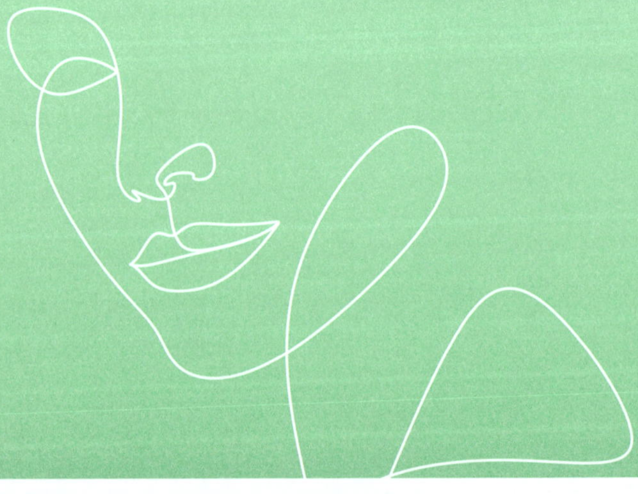

Ich wollte nie …

Ich wollte nur …

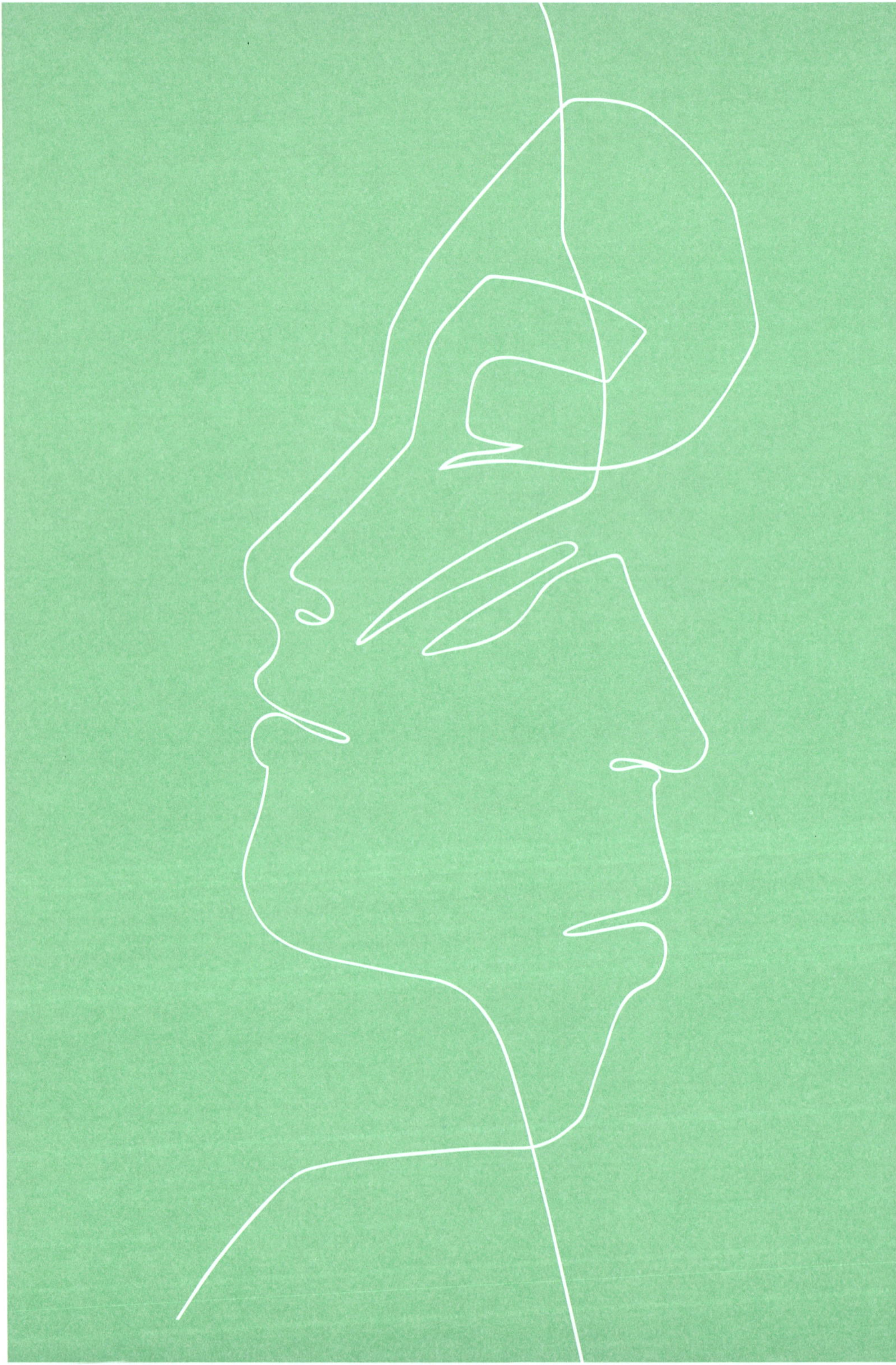

Erkenntnisse:

Was macht dich stark?

»Was tue ich mir hier an? Ist es das wirklich alles wert?«

Es war ein normaler Samstagmorgen. Ich war wie immer schon um 6 Uhr zum Sport gefahren, damit mich so wenige Menschen wie möglich sehen. Wie immer steuerte ich als Erstes das Laufband an. Ich begann zu laufen – und auf einmal wurde mir schwarz vor Augen. Ab diesem Moment war meine Erinnerung so gut wie weg. Mit einem stechenden Schmerz in meinem Kopf öffnete ich meine Augen und blickte direkt in die grellen Deckenlampen des Fitnessstudios. Rückblickend denke ich, dass dies der erste Moment war, an dem ich mir um meine Gesundheit wirklich Sorgen gemacht habe.

»Ich glaube, Mama hatte recht, als sie mit mir über mein ungesundes Essverhalten sprechen wollte.« Dieser Satz wiederholte sich in meinem Kopf, während sich auf einmal mehrere Menschen um mich herum versammelten und mir helfen wollten. »Sollen wir einen Rettungswagen rufen, oder was meint ihr?«, hörte ich die zwei Männer und drei Frauen vor mir tuscheln.

Mit einem aufgeschürften Knie stand ich langsam auf und lief wortlos an der Gruppe vorbei. Ich wollte einfach in mein Auto und nach Hause fahren. In diesem Moment spürte ich schlichtweg nur noch Scham und Trauer.

»Was tue ich mir hier an? Ist es das wirklich alles wert? Ist dir ein flacher Bauch mehr wert als dein eigenes Leben?« Meine Gedanken kreisten während der kompletten Autofahrt um diese drei Fragen. Eine Antwort fand ich in diesem Moment leider nicht.

Zu Hause angekommen, hörte ich direkt wieder diese böse Stimme in meinem Kopf, die mir versuchte einzureden, eine erneute Sporteinheit durchzuführen, da ich auf dem Laufband nicht die gewünschten Kalorien verbrannt hatte.

Doch ich konnte nicht mehr. Gerade so schaffte ich es, mich auf allen vieren die Treppe nach oben zu schleppen. Meine Energie war schlichtweg nicht mehr vorhanden. Ich legte mich mit letzter Kraft in mein Bett und schloss meine Augen. Zu diesem Zeitpunkt wusste ich nicht, ob ich jemals wieder aufwachen werde.

»Sollte ich morgen noch leben, dann werde ich gesund. Sollte ich morgen noch einmal die Chance für ein Leben haben, dann werde ich dieser Krankheit in den Arsch treten.« Soweit ich mich erinnern kann, waren das meine letzten Gedanken, bevor ich einschlief.

14 Stunden später wachte ich mit den stärksten Kopfschmerzen meines Lebens auf. Noch nie zuvor war ich so froh, Kopfschmerzen zu spüren – noch nie zuvor war ich so froh, eine weitere Chance auf ein Leben zu haben.

Es fühlte sich an, als hätte ich an diesem Tag meinen zweiten Geburtstag gefeiert.

An jenem Tag war es, als hätte sich ein Schalter umgelegt. In mir erwachte ein Funken Trotz, ein Funken Widerstand gegen all das, was mich dazu getrieben hatte, meine Gesundheit zu ruinieren. Ich begann mein Verhalten zu hinterfragen.

Im vorigen Kapitel hast du dich mit deinem Leiden beschäftigt. Du hast dich dir selbst gestellt, hast versucht herauszufinden, wo und wie alles angefangen hat. Das, was du über dich erfahren hast, kannst du nicht mehr ändern. Aber du kannst daraus lernen.

Das tust du in diesem Kapitel.

Für alles gibt es einen Grund, eine Ursache, die manchmal sehr tief in uns verborgen liegt. Nicht immer können wir sie ausgraben. Aber wir können ihr näher kommen.

Und dann können wir versuchen, daraus Kraft zu ziehen.

Sei stolz auf dich, dass du dieses Journal führst. Sei stolz auf dich, dass du dein Leid nicht einfach hinnimmst, sondern etwas ändern willst. Das ist großartig. Das ist eine gewaltige Leistung!

Du kannst das Ruder herumreißen, du kannst es schaffen! Du hast vielleicht ein Problem, aber du bist es nicht. Und du kannst es angehen.

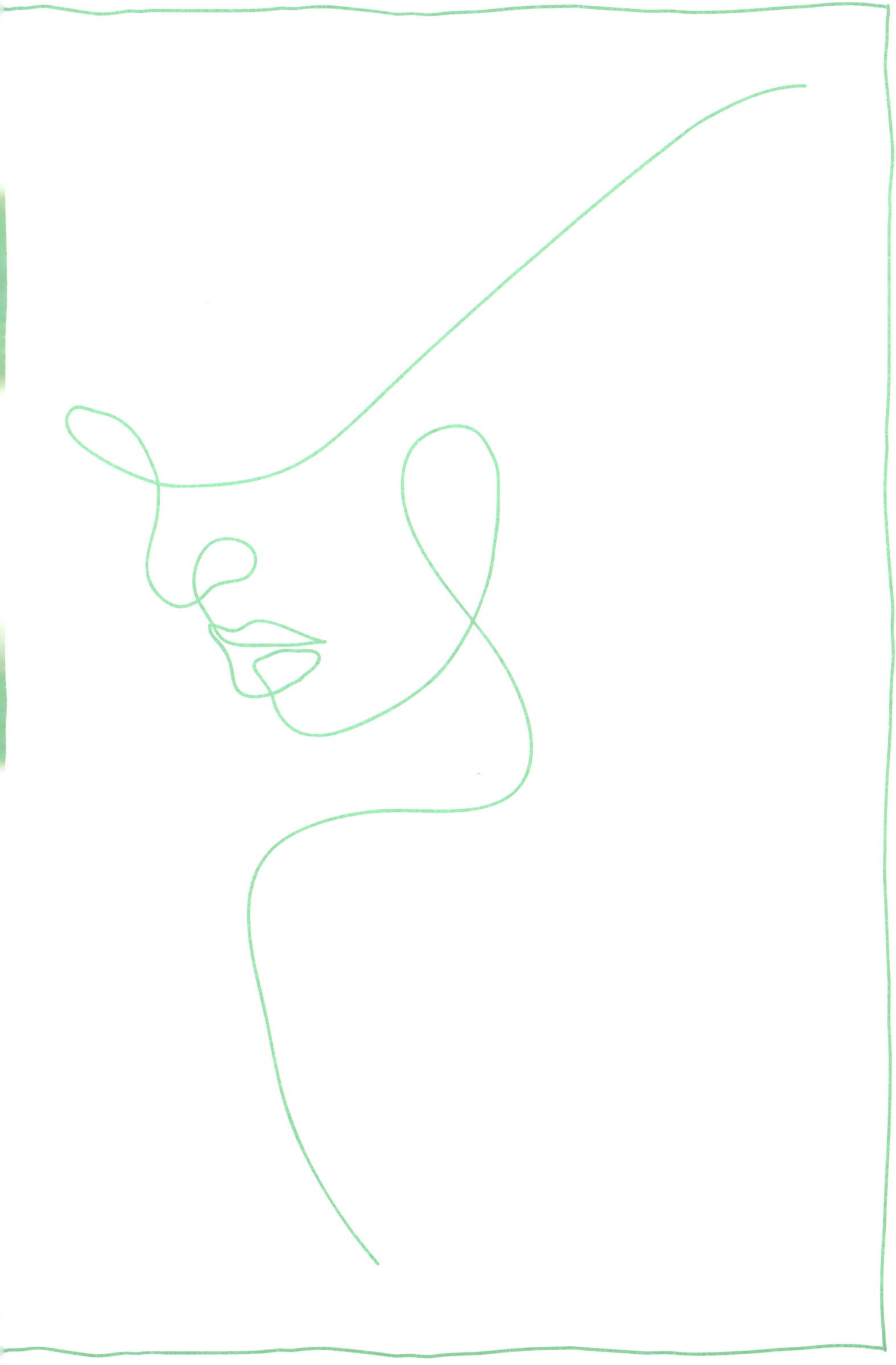

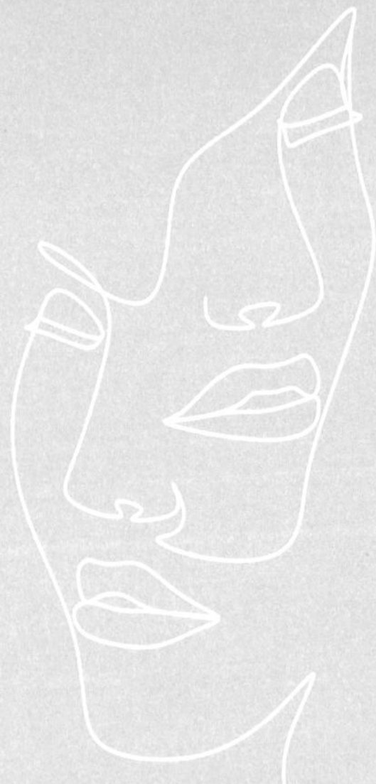

Der schwierigste Teil beim Gesundwerden ist, sich einzugestehen, dass man krank ist.

Was für mich am schwierigsten ist ...

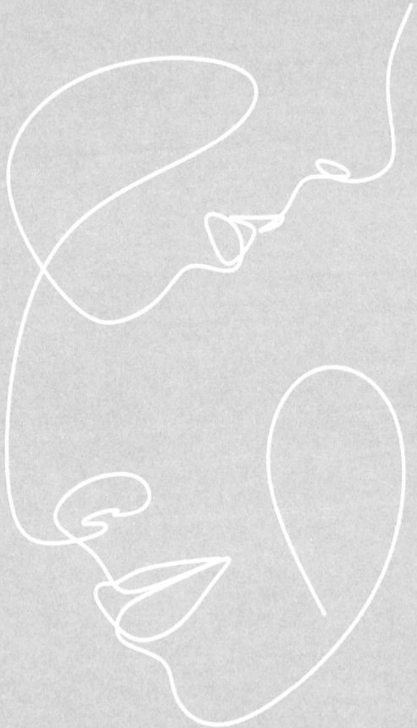

Nicht *ich* bin das Problem.

Das Problem sind die Menschen, die mir das Gefühl vermitteln, ein Problem zu sein.

Ich dachte, das Problem ist:

Doch das wirkliche Problem ist:

Die Tatsache, dass ich gerade versuche
weiterzumachen, ist Beweis genug,
dass ich stark genug bin.

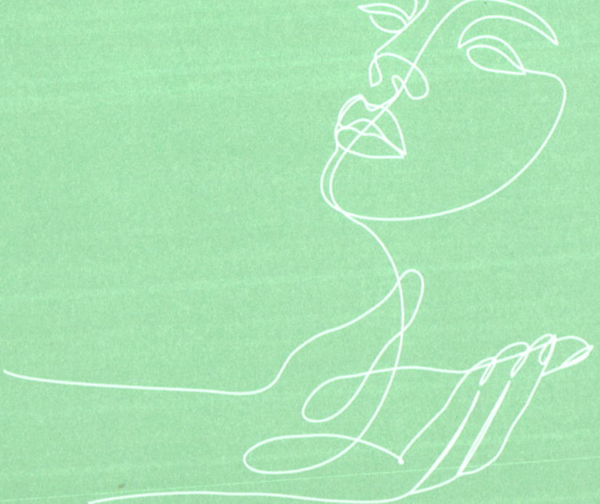

Die Tatsache, dass ich gerade versuche …

bedeutet …

Mein »Zukunfts-Ich« braucht mich.
Nicht mein »Vergangenheits-Ich«.

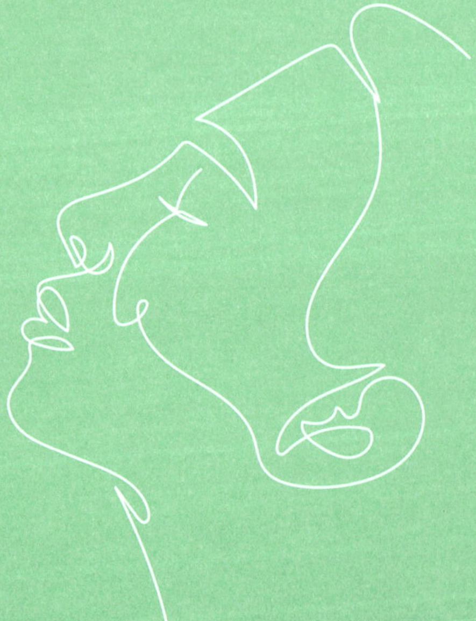

10 Dinge, die ich in meiner Zukunft erleben möchte:

1.

2.

3.

4.

5.

6.

7.

8.

9.

10.

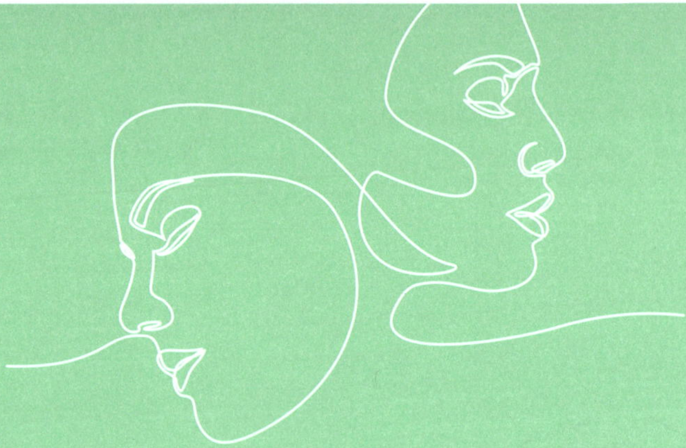

Egal, wie viel ich abgenommen hätte.

Egal, wie viele Kilometer ich gelaufen wäre.

Egal, wie wenig ich gegessen hätte.

Egal, wie viele Sit-ups ich geschafft hätte.

Egal, wie lange ich gehungert hätte.

Egal, wie sehr ich mich bestraft hätte.

Egal, wie oft ich mich selbst angelogen hätte.

Es wäre nie genug gewesen. Niemals.

Für meine Krankheit wäre es nie genug gewesen.

Was ich an mir geändert habe, weil ich dachte, es ginge mir dann besser oder ich hätte dann mehr Freunde:

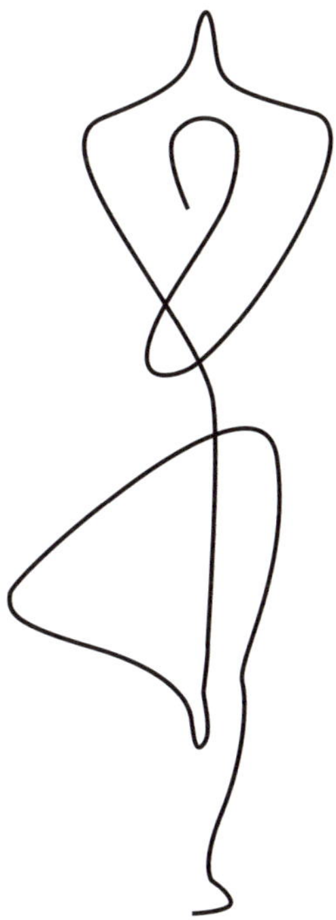

Hat mich das wirklich glücklicher gemacht?

○ ja ○ nein

Ich möchte *leben* und nicht mehr *überleben*.

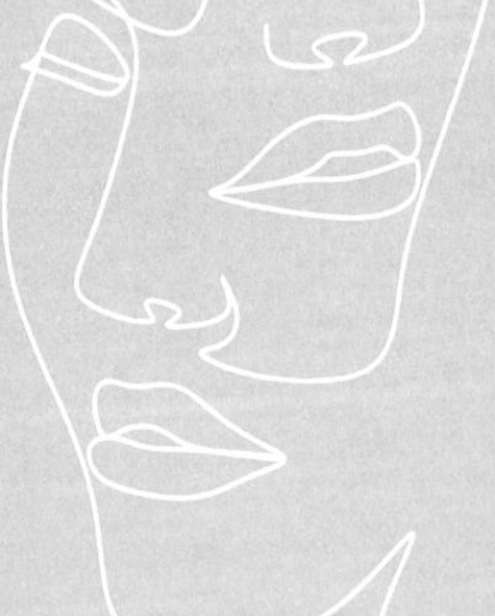

Meine Definition von »überleben«:

Meine Definition von »leben«:

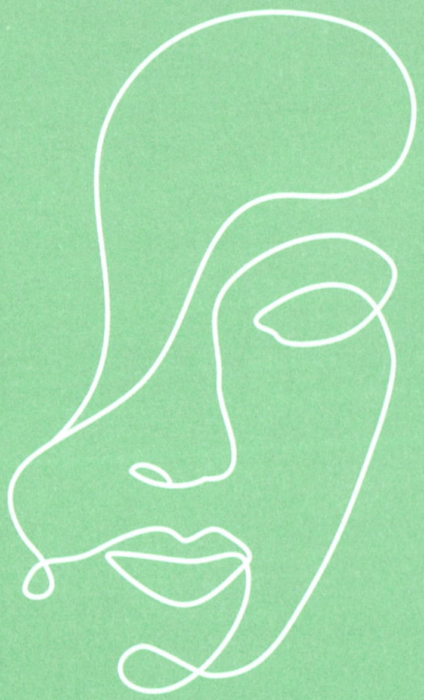

Ich muss nicht dünn sein, um geliebt zu werden.

Ich bin liebenswert so, wie ich bin.

Dinge, die mir an mir gefallen:

Eigenschaften, die ich an mir mag:

Jeden von uns gibt es nur einmal auf der Welt.

Wir alle sind verschieden.

Wir alle mögen andere Dinge.

Nur weil manche mich nicht attraktiv finden,
bedeutet es nicht, dass ich es nicht bin.

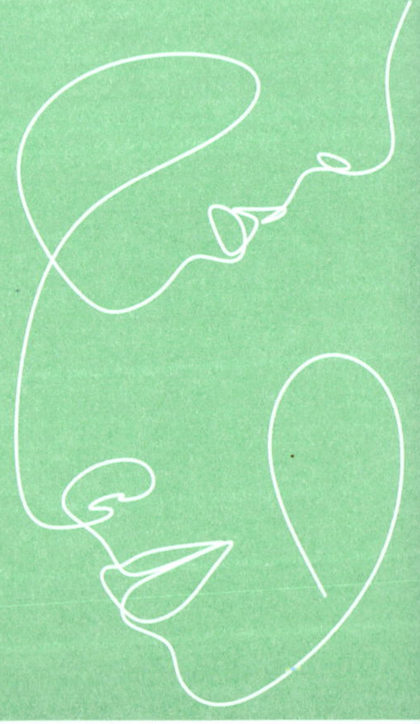

Nur weil manche ...

heißt das nicht, dass ich ...

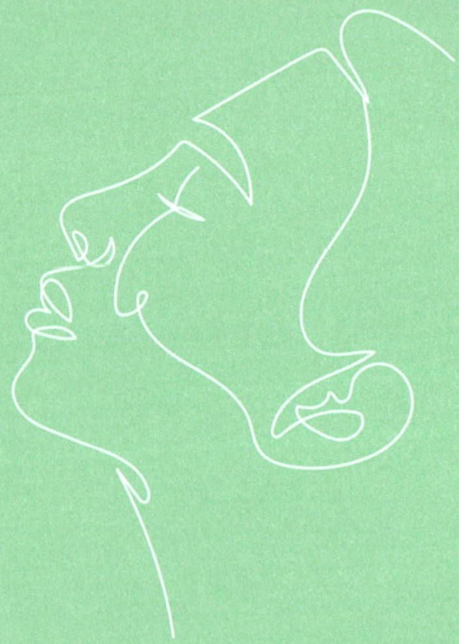

Es sind nicht die Kilos an meinem Körper,
die ich loswerden muss.

Das Gewicht, das ich verlieren muss,
liegt auf meiner Seele.

Was belastet mich? Was macht mir zu schaffen?

Welches »Gewicht« oder welche Gewichte ich von mir lösen muss:

Nur weil andere das von mir erwarten, muss ich kein Studium abgeschlossen haben.

Oder Chef werden.

Oder Olympiasieger.

Oder Supermodel.

Ich muss nicht Schritt halten mit anderen.

Ich bin keine Enttäuschung, nur weil ich in meinem eigenen Tempo gehe.

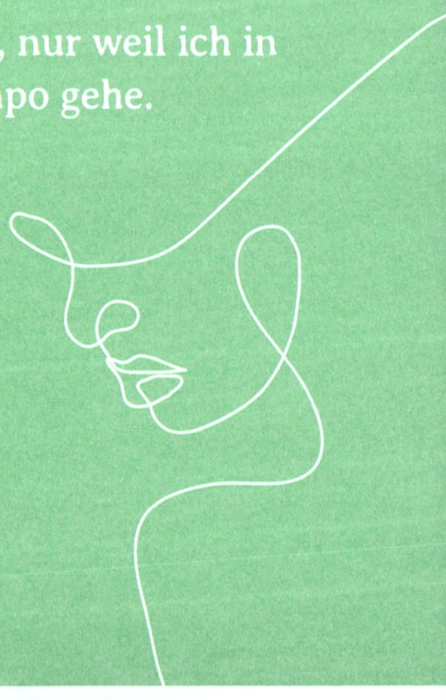

Das ist das Tempo, in dem ich mich gerade befinde und das mir guttut:

Und mein Tempo IST VÖLLIG OKAY!

Nie wieder nehme ich Kritik von jemandem an,
von dem ich auch keinen Ratschlag
annehmen würde.

Nie wieder versuche ich mich zu ändern,
weil jemand anderes mit meinem Aussehen
oder meiner Art nicht klarkommt.

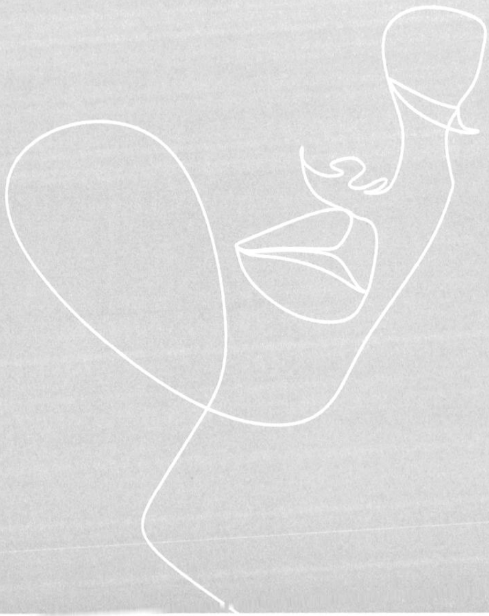

NIE WIEDER …

Hör damit auf, Menschen Interesse zu schenken,
die nicht an deinem Leben interessiert sind.

Hör damit auf, Menschen hinterherzulaufen,
die nicht in deinem Leben bleiben wollen.

Hör damit auf, Menschen deine ganze Hand
zu reichen, die dir nicht einmal ihren kleinen
Finger geben würden.

Und hör endlich damit auf, anderen so viel zu
geben – du brichst dir dein eigenes Herz damit.

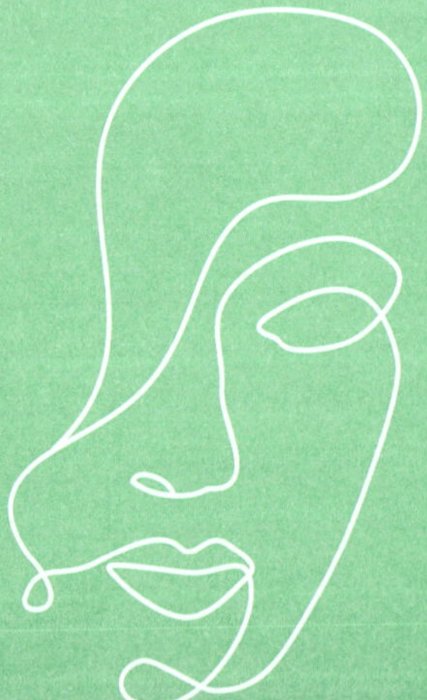

Hallo, liebes Ich. Bitte hör auf damit, ...

du brichst dir dein eigenes Herz damit.

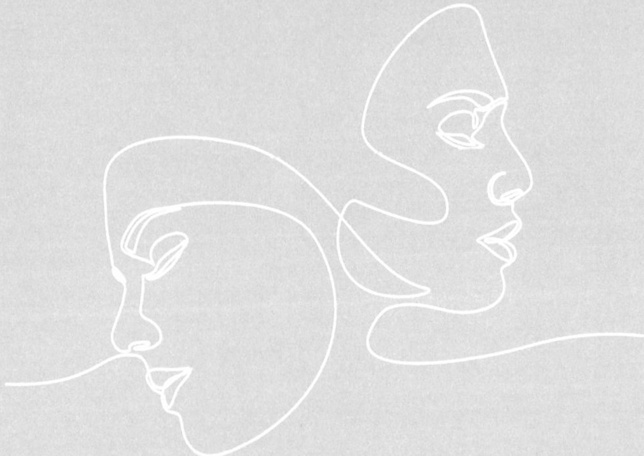

Eine Zahl auf der Waage ist nicht
so viel wert wie mein Leben.

Auch wenn bestimmte Merkmale an mir nicht in das (Schönheits-)Ideal passen, finde ich folgende Dinge an mir trotzdem schön:

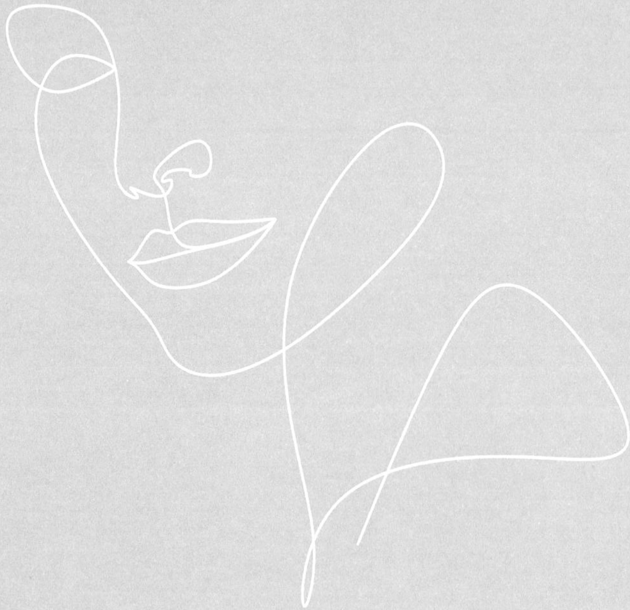

Menschen, die mich schlecht behandeln, haben kein Problem mit mir – sondern mit sich selbst.

Sag dir das immer wieder:

Menschen, die mich schlecht behandeln, haben kein Problem mit mir – sondern mit sich selbst.

Menschen, die mich schlecht behandeln, haben kein Problem mit mir – sondern mit sich selbst.

Menschen, die mich schlecht behandeln, haben kein Problem mit mir – sondern mit sich selbst.

MENSCHEN, DIE MICH SCHLECHT BEHANDELN, HABEN KEIN PROBLEM MIT MIR,

SONDERN MIT ...

Ich muss nicht in diese eine Hose passen.

Ich muss nicht wie all die anderen aussehen.

Ich muss keinen Sport machen, um mir mein Essen
zu verdienen.

Ich muss keine perfekt reine Haut haben.

Ich muss nicht genauso sportlich wie andere sein.

Ich muss in kein Ideal passen.

Nein, ich muss nicht immer glücklich sein.

Nein, ich muss nicht immer für alle da sein.

Nein, ich muss nicht immer der Starke sein.

Nein, ich muss nicht immer lächeln.

Nein, ich muss nicht immer alles runterschlucken.

Nein, ich muss nicht immer Ja zu allem sagen.

Nein, ich muss es nicht.

Ich muss nichts – außer ich selbst zu sein.

Ich muss nicht ...

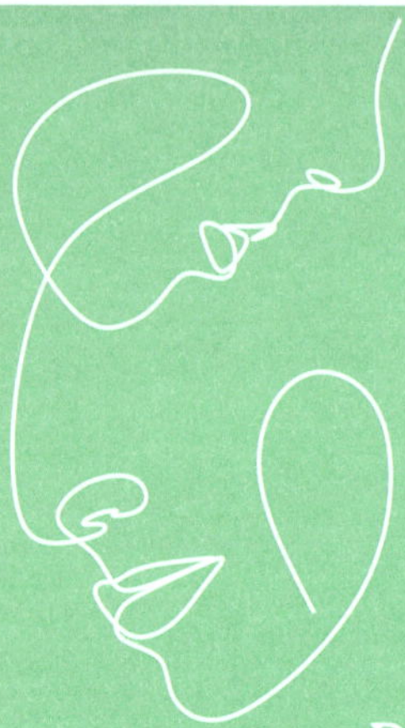

Die Erkenntnis.

Die Erkenntnis, dass ich mein Leben
fast verloren hätte.

Die Erkenntnis, dass meine Eltern
ihr Kind verloren hätten.

Die Erkenntnis, dass ich mir keine eigene
Zukunft hätte aufbauen können.

Die Erkenntnis, dass ich mich nur heilen konnte,
weil ich es selbst auch wollte.

Die Erkenntnis, dass ich stärker als
diese dunklen Stimmen war.

Die Erkenntnis, dass ich diese Zeilen
gerade schreiben darf.

Die Erkenntnis, dass ich lebe.

Die größte Erkenntnis, zu der ich in meinem Leben gekommen bin:

Manchmal kommt das Unwetter
vor dem Sonnenschein.

Manchmal muss eine Tür geschlossen werden,
bevor eine neue aufgeht.

Manchmal muss etwas enden,
damit etwas Neues beginnt.

Und manchmal müssen wir zuerst »sterben«,
bevor wir leben können.

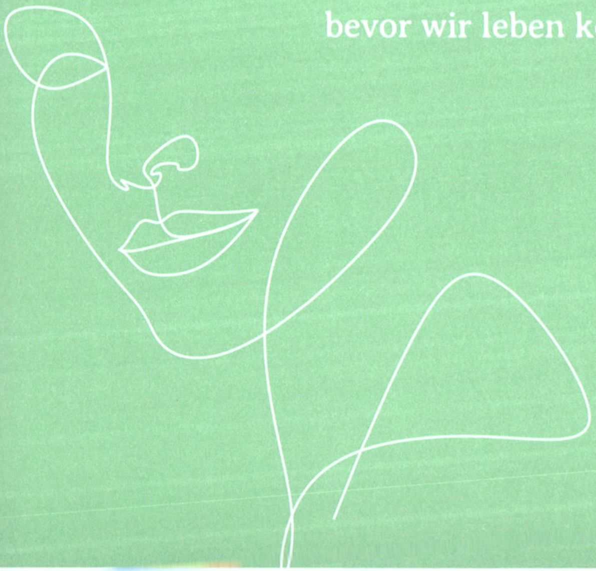

Zuerst musste ...

bevor ...

Zuerst musste ...

bevor ...

Zuerst musste ...

bevor ...

Ich bin nicht zu anstrengend für die Menschen,
die sich aufrichtig um mich sorgen.

Ich bin nicht zu laut für die Menschen,
die mich lieben.

Ich bin nicht zu viel für die Menschen,
die alles für mich tun würden.

Ich bin nie zu anstrengend, zu laut oder zu viel
für die Menschen, die sich entschieden haben,
mich in ihrem Leben zu haben.

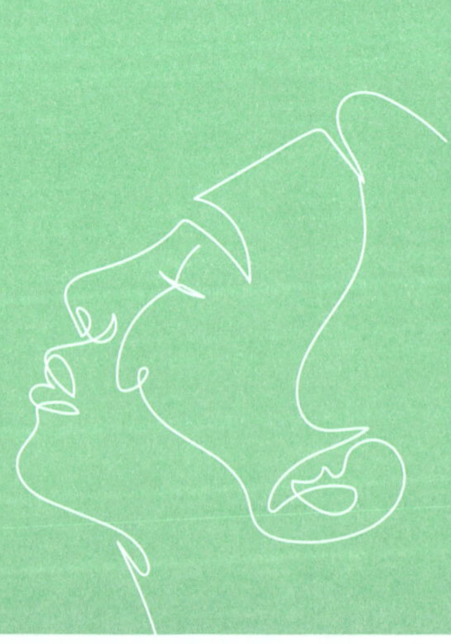

Ich bin nicht zu ...

Ich kann ruhig ...

Ich darf ...

Es ist okay, wenn ich ...

Ich wollte nicht mehr zitternd in der Küche stehen
und meine Weintrauben abwiegen müssen.

Ich wollte nicht mehr mit einem schmerzenden
Magen einschlafen müssen.

Ich wollte nicht mehr weinend vor meinem Teller
sitzen müssen, nur weil meine Mutter die Nudeln
mit Öl angebraten hat.

Ich wollte nicht mehr mit diesen stechenden
Kopfschmerzen aufwachen müssen.

Ich wollte nicht mehr die Hälfte meiner Haare
nach dem Kämmen in der Hand halten müssen.

Ich wollte nicht mehr nach dem Treppensteigen
dieses schwarze Bild vor Augen haben müssen.

Ich wollte nicht mehr um mein
Leben kämpfen müssen.

Ich wollte leben.

5 Dinge, die ich nicht mehr möchte:

1.

2.

3.

4.

5.

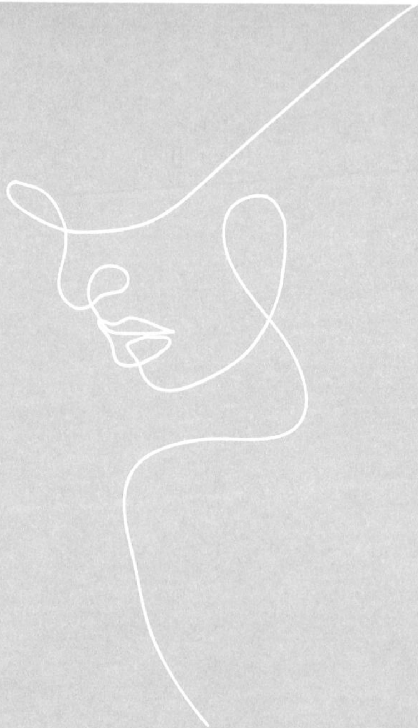

Ich muss keine bestimmten Kriterien erfüllen,
um mir Liebe zu verdienen.

Ich muss keine bestimmten Kriterien erfüllen, um ...

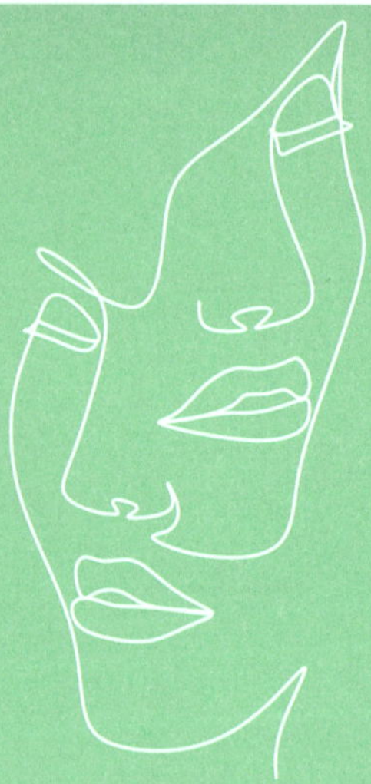

Ich wollte nie sterben. –

Ich wollte nur aufhören, *so* zu existieren.

Ich wollte nie sterben. –

Ich wollte nur aus diesem Albtraum aufwachen.

Ich wollte nie sterben. –

Ich wollte nur ein anderes Leben führen dürfen.

Ich wollte nie sterben. –

Aber ich wusste nie,
wie ich es anders formulieren könnte.

Ich wollte nie ...

Ich wollte nur ...

Ich wollte nie ...

Ich wollte nur ...

Ich wollte nie ...

Ich wollte nur ...

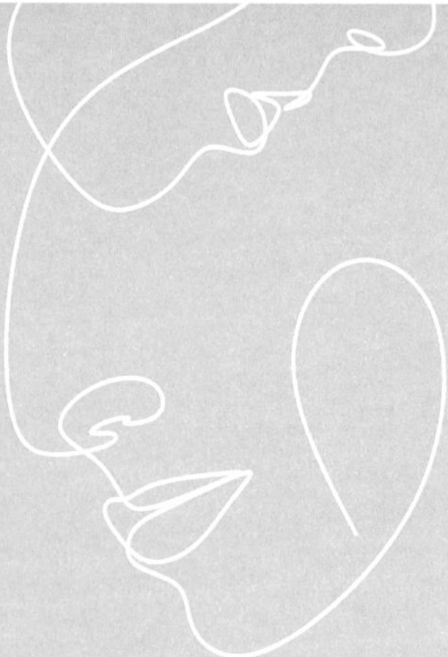

Menschen werden dich verletzen und dir die
Schuld dafür geben.

Menschen werden dich enttäuschen und sich nicht
dafür verantwortlich fühlen.

Menschen werden aus deinem Leben
verschwinden, als wären sie nie da gewesen.

Du bist die einzige Person in deinem Leben, die für
immer bei dir sein wird.

– Sei gut zu dir.

Menschen werden mich ...

Aber ich werde nie wieder darauf hören.

Ich selbst bin die wichtigste Person in meinem Leben!

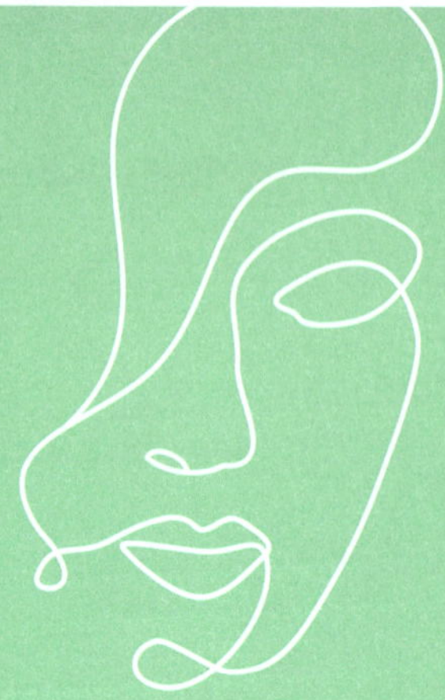

Vielleicht musste ich all diese Dinge erleben.

Vielleicht musste ich um mein
eigenes Leben kämpfen müssen.

Vielleicht musste ich »sterben«,
bevor ich leben durfte.

Vielleicht musste ich beweisen,
wie viel Kraft ich in mir habe.

Und vielleicht musste das alles passieren,

um zu der Person zu werden,

die ich heute bin.

Dinge, die ich durch meine schwersten Zeiten gelernt habe:

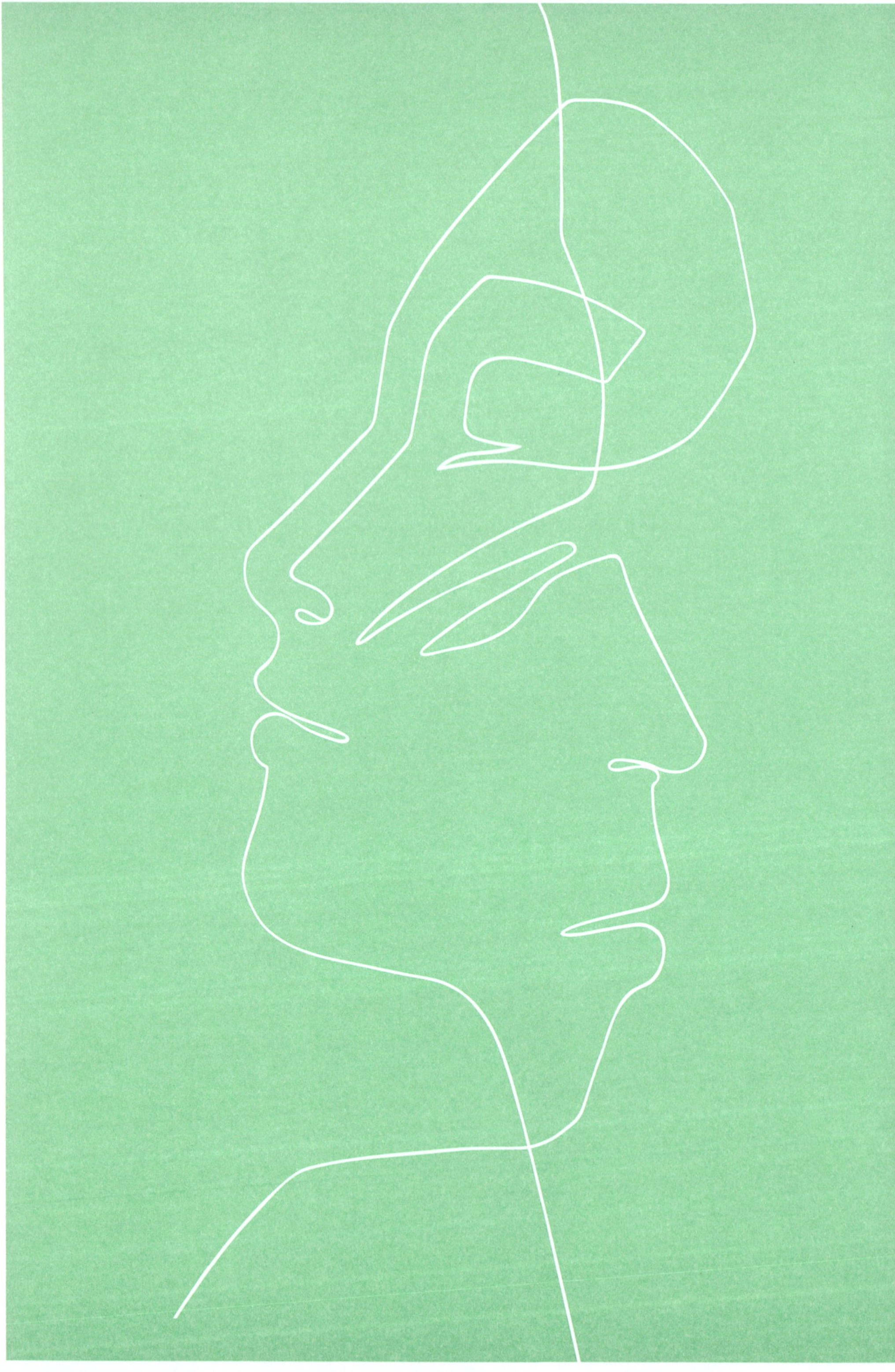

Der Heilungsprozess: Halte durch!

»Ich glaube, als ich diese Waage zerstört habe, habe ich wieder begonnen zu leben.«

Dieses Kapitel ist eines der schwersten. Es gibt kein Geheimrezept oder irgendwelche Pillen, um »geheilt« und glücklich zu werden. So schwer es auch klingt, aber wir selbst haben am meisten Einfluss auf unser Leben. Und auf unsere Besserung. Niemand kann uns retten, wenn wir nicht gerettet werden wollen.

Es funktioniert auch leider nicht von heute auf morgen, dass wir ein neuer Mensch sind – auch wenn das am einfachsten und schönsten wäre. Aber ich denke, genau das ist das Geheimnis von der »Heilung«: Durchhaltevermögen. Es ist eines der wichtigsten Dinge, die wir dafür benötigen.

Es wird so viele Rückschläge auf deinem Weg geben, und es wird immer mal wieder aussichtslos scheinen, aber genau in diesen Momenten musst du durchhalten.

Ich glaube, ich kann bis heute gar nicht oft genug aufzählen, wie viele Rückfälle ich in meiner Krankheit hatte und wie belastend diese immer wieder schienen.

Manchmal dachte ich, dass es wirklich nie besser werden würde. Ich glaubte schlichtweg nicht mehr daran, gesund zu werden und mit meiner Krankheit ins Reine zu kommen.

Heute weiß ich, dass jeder einzelne Rückfall und Rückschlag mich noch näher an mein Ziel und an eine »glückliche Zukunft« gebracht hat.

Mit dem Kapitel »Heilung« kann ich nicht für die Allgemeinheit sprechen, denn für jeden gibt es einen anderen und individuellen Weg, damit umzugehen. Aber vielleicht gibt es in diesem Kapitel ein paar Sätze und Gedanken, die dir eine kleine Stütze sein werden, um auf deinen richtigen Weg zu kommen.

Als ich die Waage zerstört habe, auf die ich immer mit großer Angst gestiegen bin, war das der erste Schritt auf meinem Weg zur Heilung. Das war wie eine Befreiung. Ich habe wieder angefangen zu leben.

Was auch immer für dich ein Anfang sein kann – wichtig im Heilungsprozess ist es, dass du dich selbst wichtig nimmst und auf dich und deine Bedürfnisse hörst.

Achte gut auf dich selbst. Von allen Personen auf der Welt bist du diejenige, die das am besten kann.

Heilung kann kommen, wenn du dich mit dir selbst auseinandergesetzt hast.

Heilung kann kommen, wenn du gelernt hast, dich so anzunehmen und zu mögen, wie du bist.

Dann kannst du langsam beginnen, hoffnungsvoll in die Zukunft zu sehen.

Darum geht es in diesem Kapitel.

Weißt du, manchmal müssen wir uns selbst vergeben – auch wenn es unmöglich scheint.

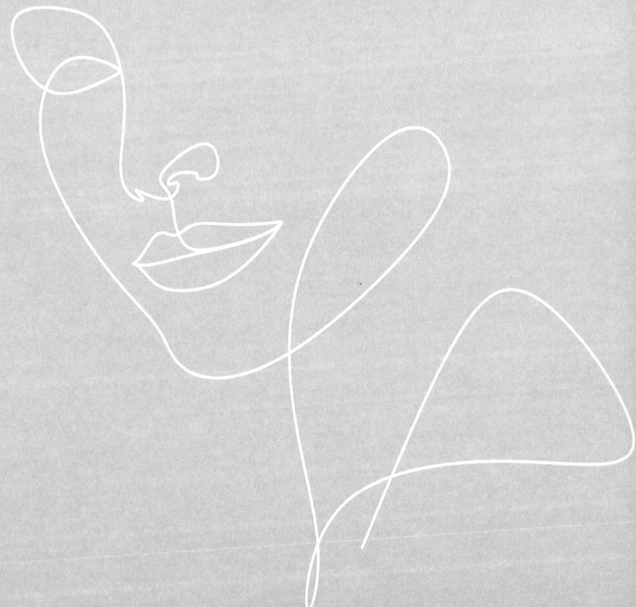

Ich vergebe mir selbst, dass ich ...

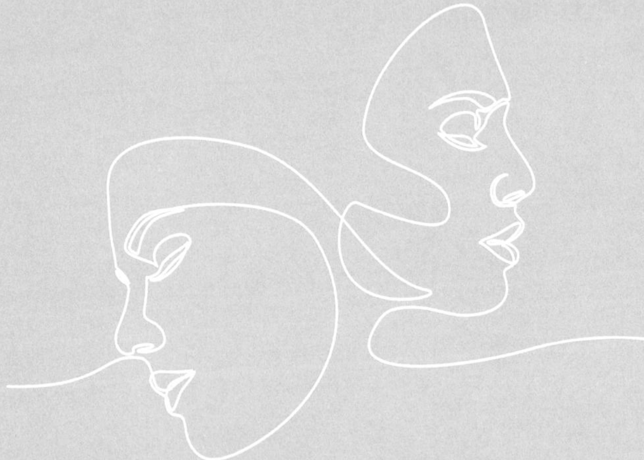

Ich bin die wichtigste Person in meinem Leben.

Egal wer mich verlassen wird,
egal wer mich verletzen wird,
und egal, wer mich nicht wertschätzen wird –

im Endeffekt habe ich immer noch mich.

Die wichtigsten Personen in meinem Leben sind:

1.

2.

3.

4.

5.

Hast du dich selbst als Erstes genannt?

○ ja ○ nein

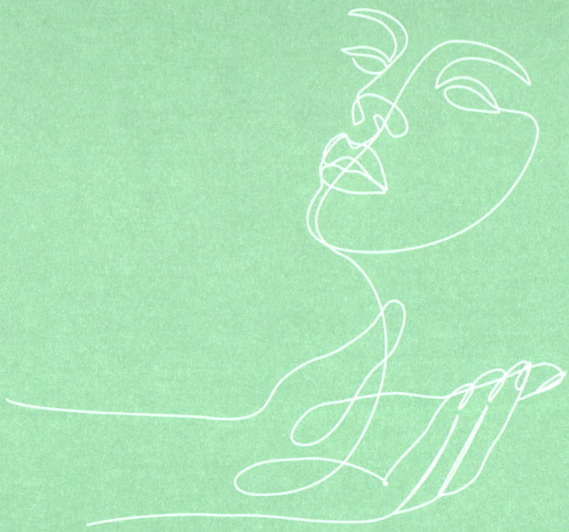

Ich genieße es unfassbar,
anderen Menschen zu helfen.

Ich genieße es unfassbar, weil ich so dieses
kleine Stück in mir heile, das sich selbst
so lange nach Hilfe gesehnt hat.

5 persönliche Dinge, die mir helfen, wenn es mir schlecht geht:

1.

2.

3.

4.

5.

Trage hier deine Notfallnummer ein, die du immer anrufen kannst, wenn du Hilfe brauchst. Wenn du keine hast, schau auf Seite 207, da findest du einige.

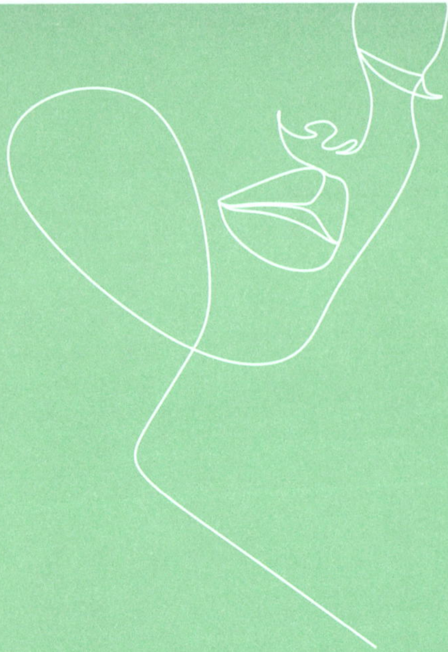

Ich weiß, wie stark dein Verlangen ist, es wieder zu tun. Gib dem Verlangen nicht nach.

Wenn ich kurz davor bin, rückfällig zu werden, dann versuche ich mich mit den Dingen, die mir Freude bereiten, abzulenken.

7 Dinge, die mir helfen, wenn ich in alte Verhaltens-
muster falle:

1.

2.

3.

4.

5.

6.

7.

Ich habe nichts falsch gemacht, als ich darum gebeten habe, richtig behandelt zu werden.

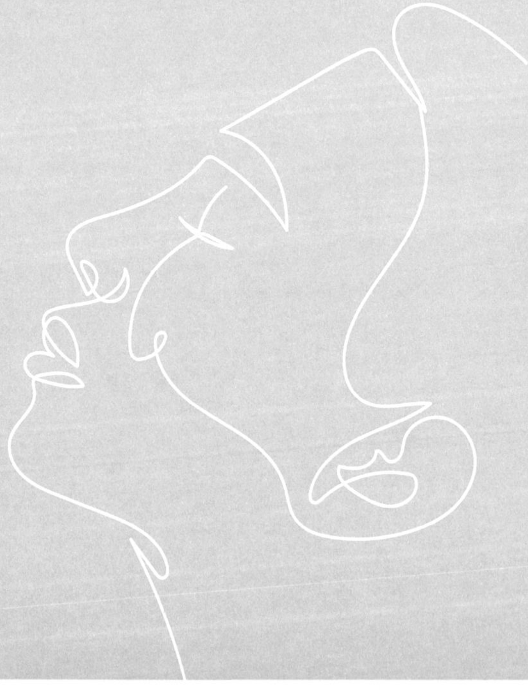

Ich wünsche mir, dass andere Menschen mich so behandeln:

Und weißt du, manchmal braucht dein Herz einfach länger, um das zu akzeptieren, was dein Kopf schon lange weiß.

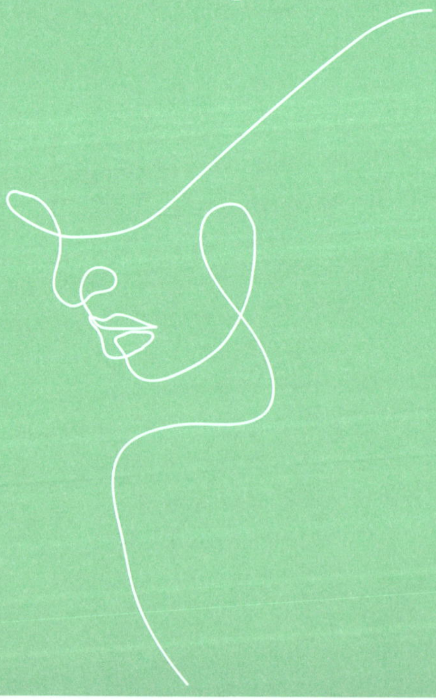

Was mein Herz noch akzeptieren muss:

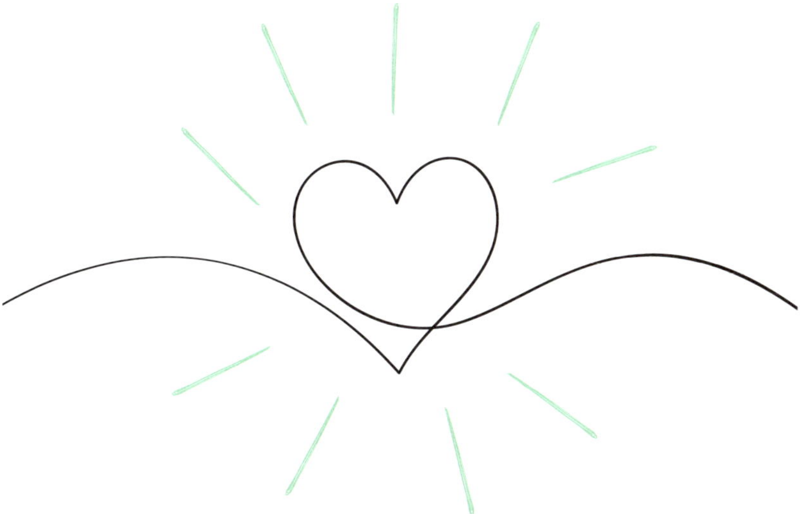

Was mein Kopf eigentlich schon weiß:

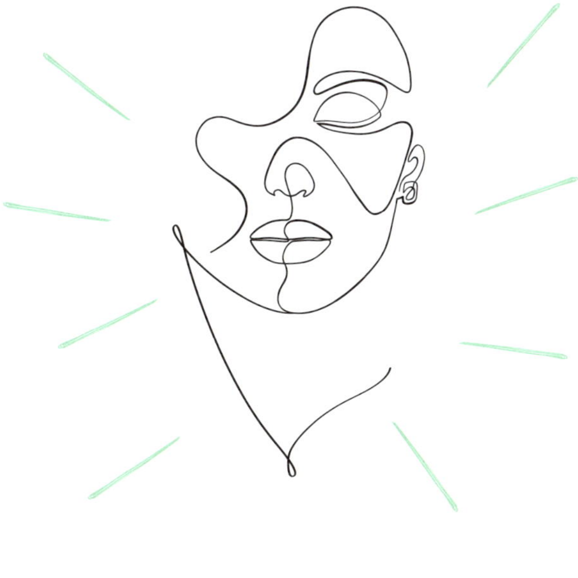

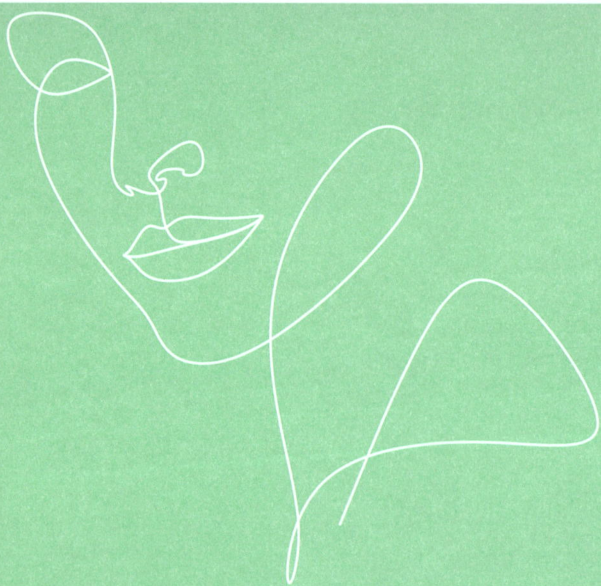

Was geschehen ist, ist geschehen.

Ich kann abschließen mit dem, was war.

Mein innerer Frieden ist wichtiger
als zu verstehen, warum etwas geschah,
wie es eben geschah.

Mein innerer Frieden ist wichtiger als ...

Nur weil niemand versteht, durch was ich gehen musste, bedeutet es nicht, dass meine Emotionen nicht valide sind.

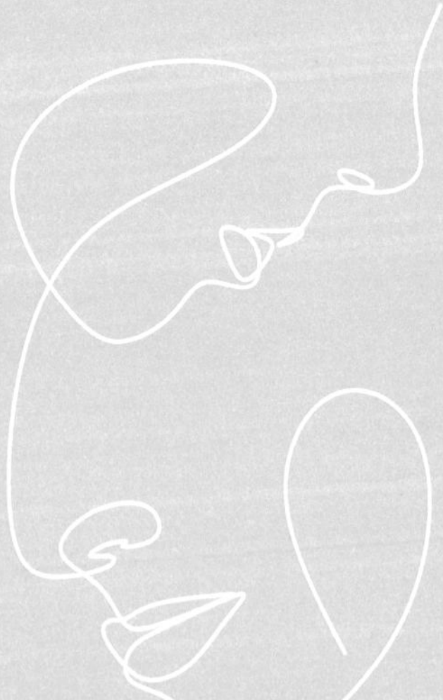

Nur weil niemand versteht, durch was ich gehen muss, bedeutet es nicht ...

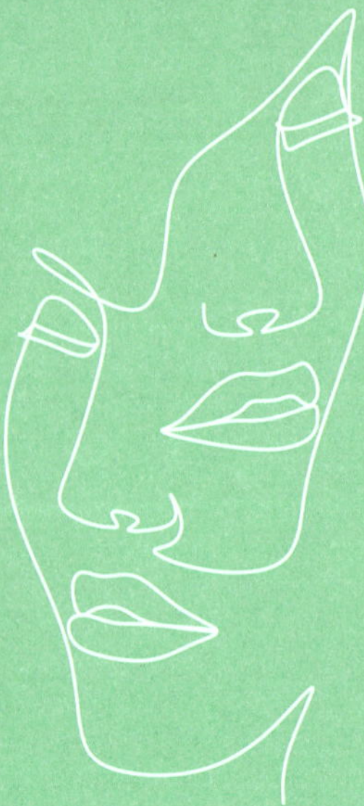

Vergib dir selbst für die Dinge, die du dir angetan hast. Du wusstest es nicht besser.

Heute weiß ich, dass ...

Ich habe aufgehört, um Liebe und Aufmerksamkeit zu betteln. Ich muss nicht darum betteln.

Ich verdiene sie.

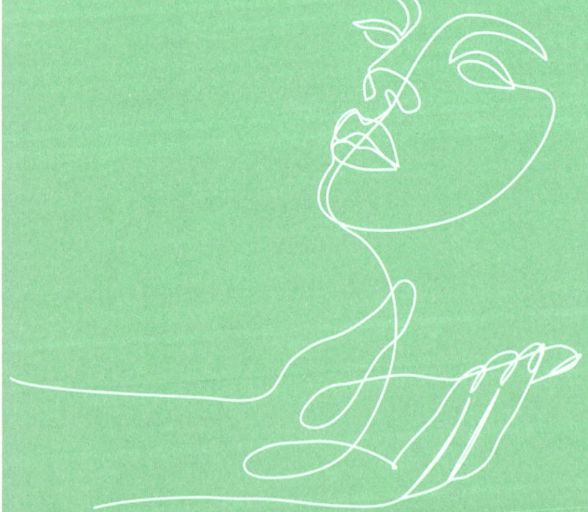

Ich verdiene ...

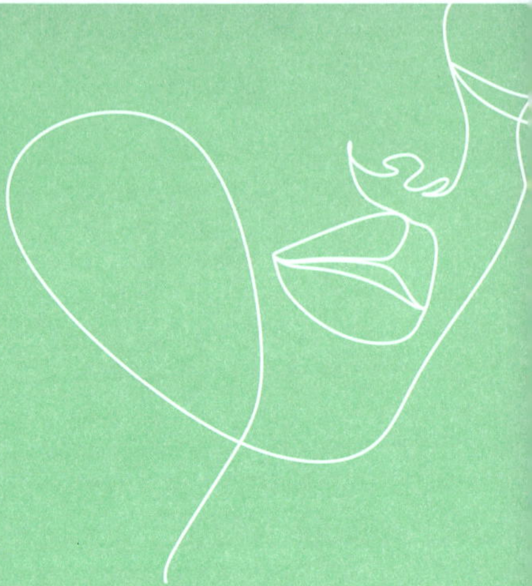

Denkst du wirklich, dass dein Leben in 5 Jahren
immer noch genauso sein wird?

Denkst du wirklich, dass du in 5 Jahren
immer noch abends mit diesen endlosen
Tränen einschlafen musst?

Denkst du wirklich, dass du in 5 Jahren immer
noch täglich über dein Leben nachdenken wirst?

Denkst du wirklich, dass du in 5 Jahren
immer noch an dir selbst zweifeln wirst?

Schmerz ist vorübergehend und nicht für immer.

Dinge, die in 5 Jahren (wahrscheinlich) nicht mehr so schlimm sein werden wie im Moment:

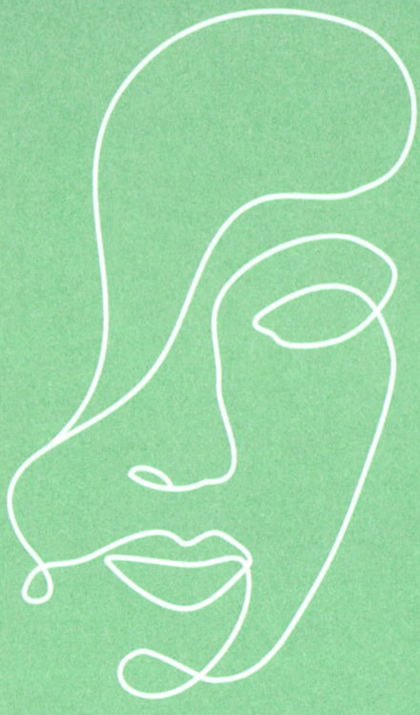

Du wirst Menschen finden,
die dich *nicht* verlassen werden.

Du wirst Menschen finden, die dich lieben.

Du wirst Menschen finden, die dich genau so behandeln, wie du es verdient hast.

Du wirst Menschen finden, die dir beweisen werden, wie wertvoll du bist.

Du wirst Menschen finden, für die es sich gelohnt hat, immer weiterzumachen.

Ich werde Menschen finden, die ...

Ich werde Menschen finden, die ...

Ich werde Menschen finden, die ...

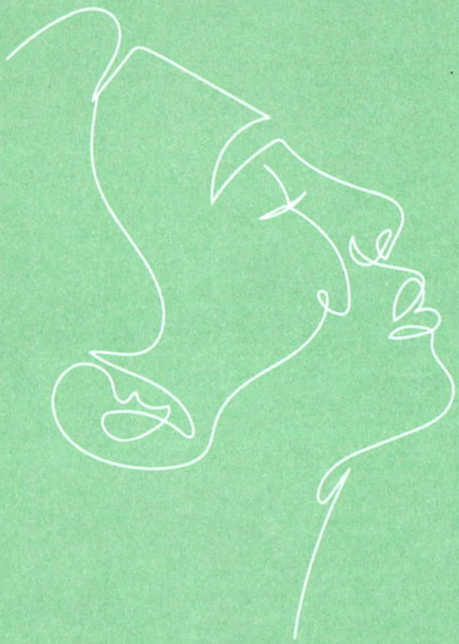

Du verdienst genau die Liebe, die du versuchst,
jedem zu geben.

Bekomme ich die Liebe zurück, die ich jedem gebe?

- [ ] ja
- [ ] nein

Wenn nicht, warum vergebe ich sie dann an alle anderen?

Ich habe gelernt loszulassen.
Ich muss diese Schmerzen nicht ertragen.

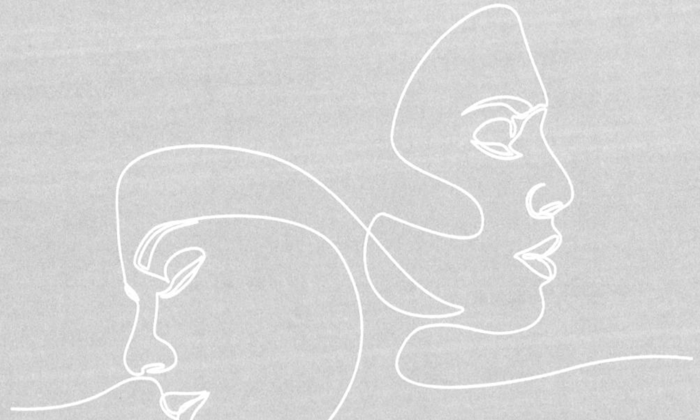

Wenn ich meine Schmerzen jetzt aufschreibe, lasse ich sie aus mir heraus:

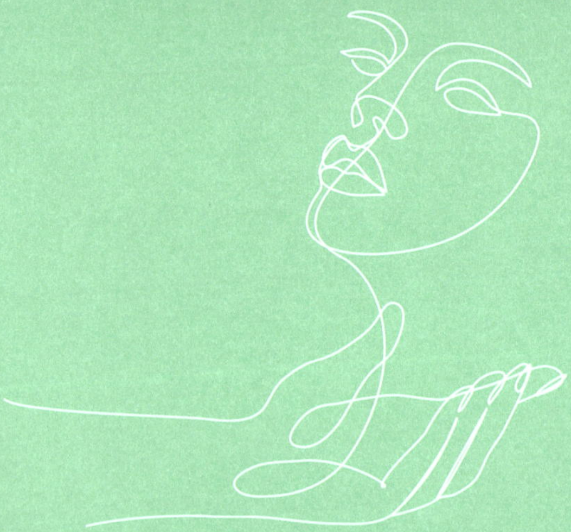

Damit meine Wunden heilen konnten, musste ich allmählich damit aufhören, sie zu berühren.

Diese Wunden müssen bei mir noch heilen:

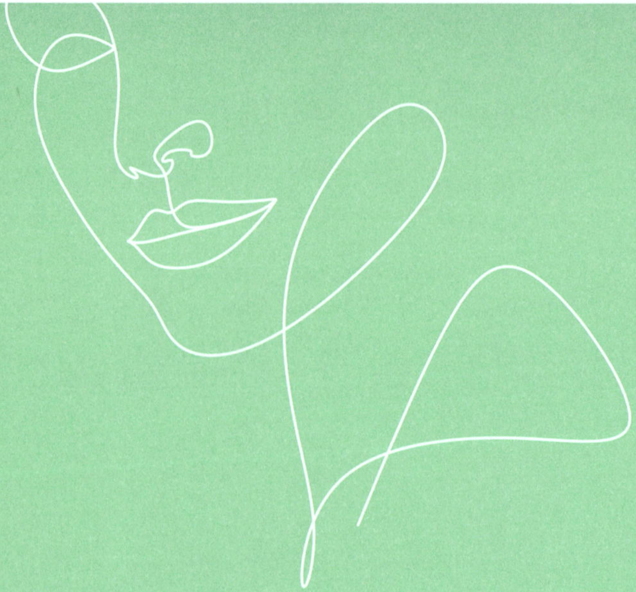

Hallo Angst, ab heute kannst du mir nichts mehr.

Ab heute werde ich die Dinge machen,
die du mir nie erlaubt hast.

Ab heute wirst du nicht mehr
der Herrscher über mich sein.

Ab heute lebe ich ohne dich.

Hallo Angst, ab heute ...

Ab heute lebe ich ohne dich!

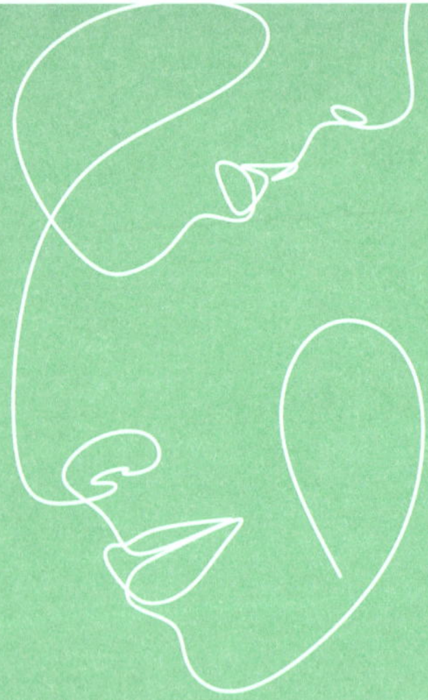

Als ich zum ersten Mal nicht mehr diese Zahlen in
meinem Kopf hatte, als ich diese Packung Nudeln
in den Einkaufswagen legte,

als ich das erste Mal nicht mehr auf die Waage
gerannt bin, nachdem ich gegessen hatte,

und als ich das erste Mal mein Essen wieder
genießen konnte

– habe ich wieder begonnen zu leben.

Als ich zum ersten Mal ...

habe ich wieder begonnen zu leben.

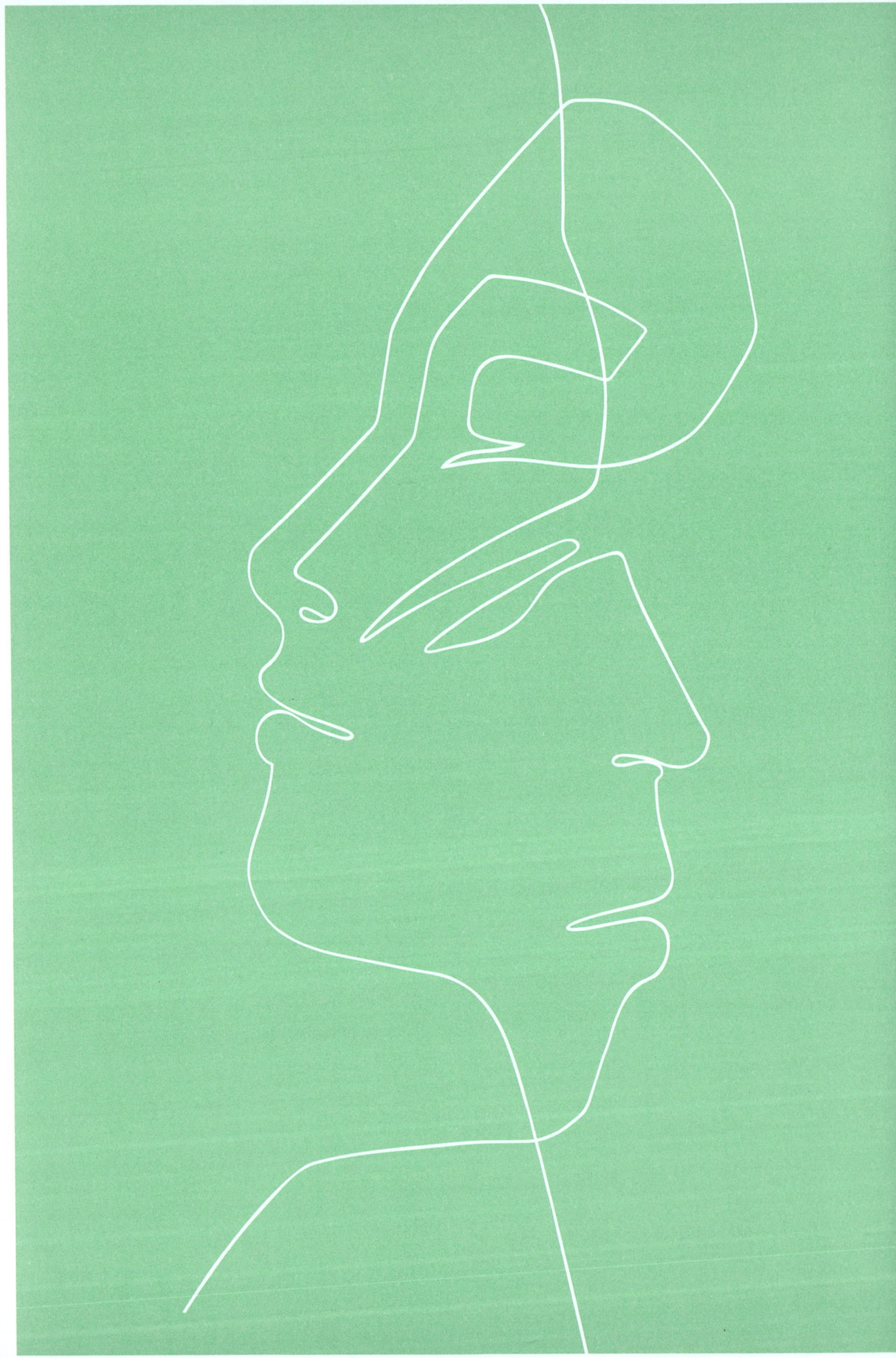

Die Zukunft:

Sie wird glücklich!

»Wie sieht eine glückliche Zukunft aus?«

Wenn du das hier liest, bist du bei meinem letzten Kapitel angekommen. »Wie sieht eine glückliche Zukunft aus?« – Genau diese Frage habe ich mich während meines kompletten Heilungsprozesses Tag für Tag gefragt. Ich denke, ich könnte dieses Buch mit keinem schöneren Kapitel abschließen, denn heute weiß ich, wie eine glückliche Zukunft aussieht und aussehen kann.

Mein Name ist Roli, und ich habe gelernt, mit meinen psychischen Erkrankungen umzugehen. Aber was heißt »umzugehen«? Meine Erkrankungen sind unter anderem zu meinen größten Stärken geworden, denn ich konnte so viel durch sie dazulernen und mich für »eine glückliche Zukunft« weiterentwickeln.

Aber was hat sich denn alles verändert?

Es ist gerade der 13.03.2023, als ich diese Zeilen schreibe, und ich kann dir sagen, dass sich mein Leben um 180 Grad gedreht hat.

Ich sitze gerade auf meinem Balkon in meiner Traumwohnung und trinke meinen Kaffee mit meiner so heiß geliebten Hafermilch, vor deren Kalorien ich jetzt gar keine Angst mehr habe.

Vor ein paar Stunden kam ich von meinem Job in einer psychiatrischen Einrichtung nach Hause. Ja, du hast richtig gelesen. Ich arbeite jetzt schon seit über einem Jahr in einer psychiatrischen Einrichtung als Assistenzkraft und helfe Menschen bei ihrem Alltag, denen es gerade so geht, wie es mir einmal ging. Und was soll ich sagen? Ich habe in diesem Job nicht nur einen Beruf, sondern eine Berufung gefunden. Einen Job, zu dem ich gerne hingehe und bei dem ich von allen Menschen genau so akzeptiert werde, wie ich eben nun mal bin.

Außerdem bin ich Influencer geworden; ich bin mit meiner Geschichte an die Öffentlichkeit gegangen und schaffe es, (nach jetzigem Stand) schon über 400.000 Menschen Mut zu schenken und sie mit meiner Art zu unterhalten.

Niemals hätte ich gedacht, dass mir einmal so viele Menschen zuschauen werden und mich mögen.

Es ist für mich immer noch ein unbeschreibliches Gefühl, dass ich Menschen helfen kann, obwohl es mir doch selbst einmal so unfassbar schlecht ging.

Meine größte Schwäche wurde zu meiner größten Stärke.

Und wie du gerade sehen kannst, bin ich auch noch zum Autor meines eigenen Buches geworden. Somit ging einer meiner größten Träume in Erfüllung, denn die meisten meiner Gedanken aus dem Kapitel »Die Erkrankung« stammen aus meinem damaligen Tagebuch aus meinen schlimmsten Zeiten. Ich hätte nie gedacht, dass diese einmal an die Öffentlichkeit gelangen. Aber es hat wohl alles irgendwie seinen Sinn.

Eine Frage, die dich aber wahrscheinlich am meisten interessiert: »Roli, bist du jetzt glücklich?«

Ja.

Und das meine ich aus vollem Herzen. Denn genau so habe ich

mir eine glückliche Zukunft vorgestellt. Ich habe immer noch Tage, an denen ich die emotionale Stabilität einer Pusteblume habe, aber ich denke, das gehört zum Leben dazu. Ohne die schlechten Tage könnten wir womöglich doch auch nicht die schönen Tage so richtig genießen.

»What makes you feel like yourself?«

GENAU DIESES LEBEN.

Finde auf den nächsten Seiten heraus, wie du dir deine glückliche Zukunft vorstellst und wie du daran arbeiten kannst, dass sie Realität wird.

Es ist unglaublich wichtig, nach vorne zu schauen und gleichzeitig mit dem Vergangenen abzuschließen. Nur so geht es weiter.

Nur wenn du den ganzen Ballast abwirfst, einen »Strich drunter« machst, kommst du voran.

Sei du. So wie du bist, so bist du großartig!

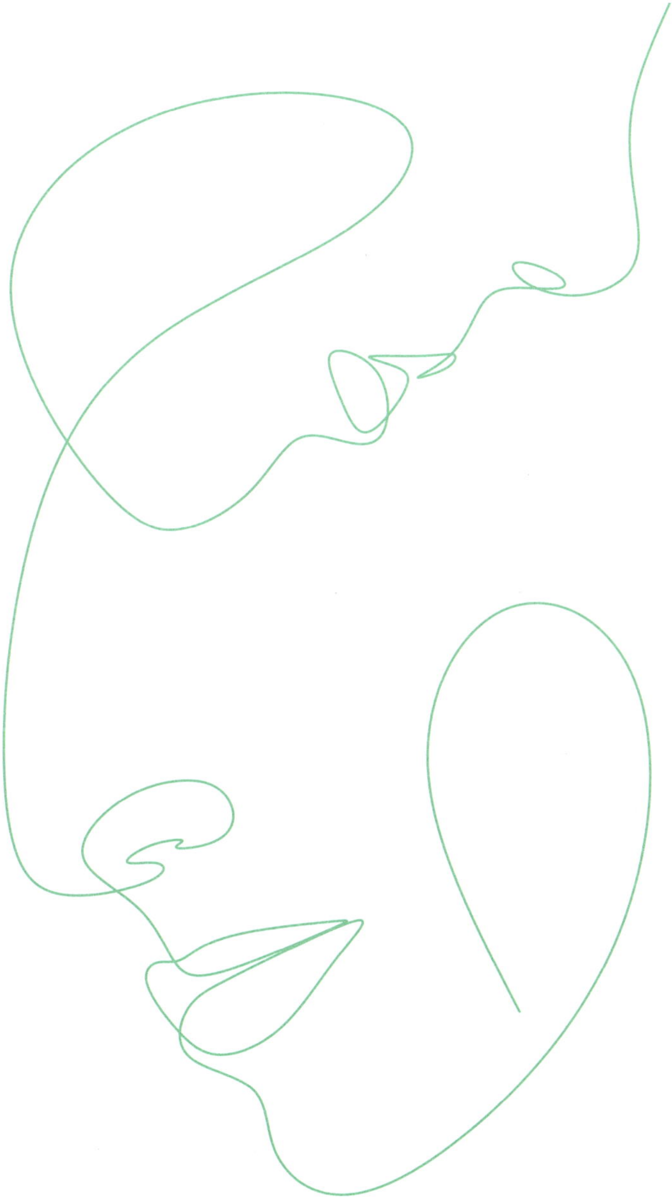

Heute weiß ich, dass der Teil in mir, den ich so lange gehasst habe, meine größte Stärke ist.

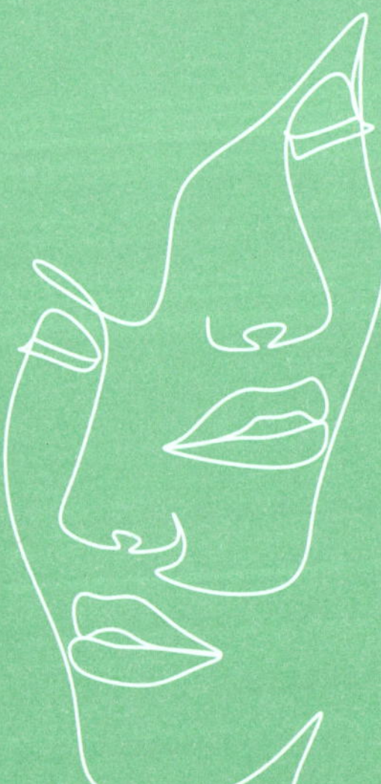

Schreib zuerst ein Problem von damals auf und dann, was du daraus gelernt hast.

hat mir gezeigt, wie

hat mir gezeigt, wie

hat mir gezeigt, wie

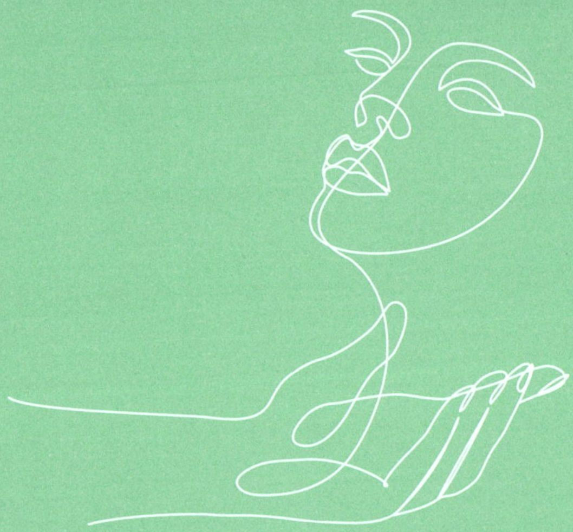

Sei gut zu dir selbst. Du gibst alles, was du kannst.

Ich gebe alles, was ich kann.

Ich gebe ...

Wenn ich schlecht über mich denke oder spreche,
erinnere ich mich an mich selbst,
als ich noch klein war.

Wenn ich mein 6 Jahre altes Ich vor mir sehe,
fühle ich eine große Wärme für mich selbst.
Das bin immer noch ich.

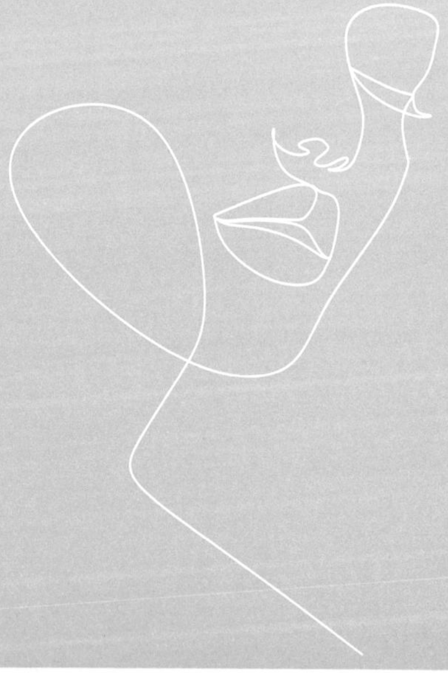

Klebe hier ein Kinderbild von dir ein und schau diese Seite jedes Mal an, wenn du schlecht über dich selbst redest oder denkst.

Wenn du nicht in das Bild der anderen passt,
machst du alles richtig. Glaub mir.

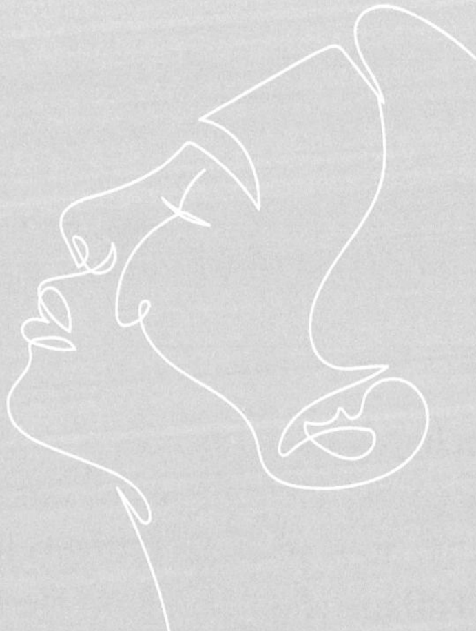

Dinge an mir, die vielleicht nicht in das Bild der anderen passen:

Und jetzt schau noch mal nach oben und streich durch, was du geschrieben hast. Denn es ist völlig egal, was oder wem du entsprichst. Hauptsache, du bleibst dir selbst treu. Du musst nicht »ins Bild passen«. Fall aus dem Rahmen! Du bist du!

Und manchmal musst du einfach vergessen,
wer du warst.

Um zu lernen,
wer du sein möchtest.

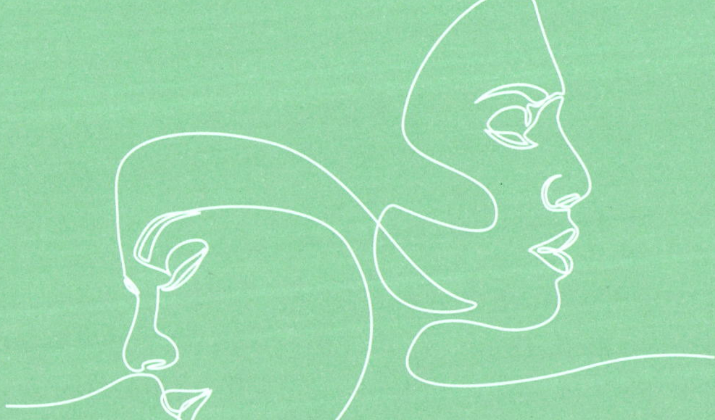

Mein »altes« Ich:

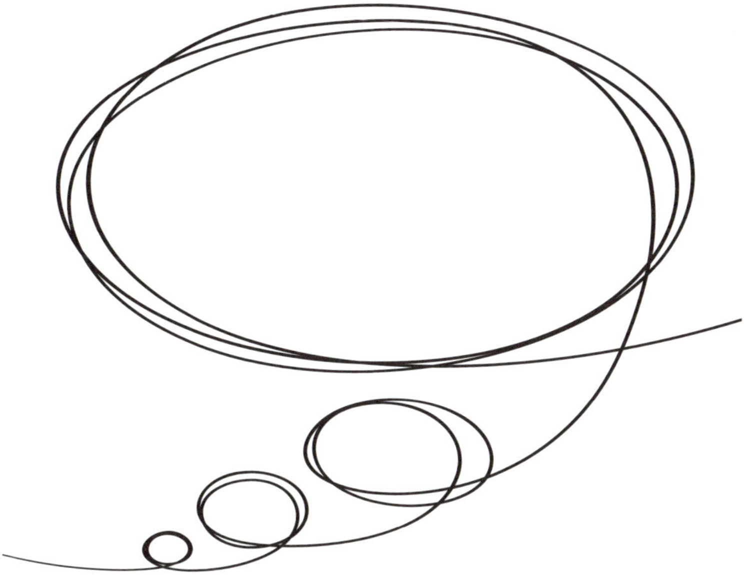

Mein »neues« Ich:

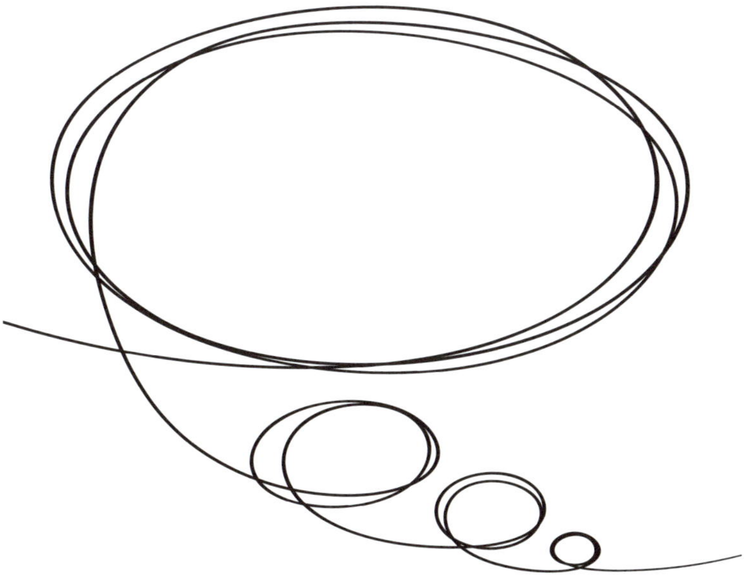

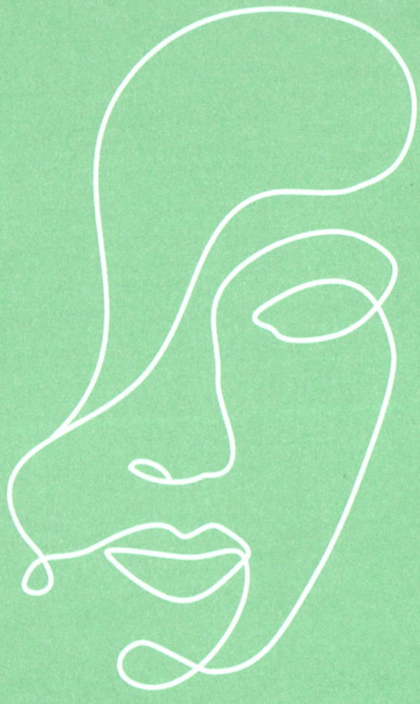

Das Beste, was ich je getan habe, war,
zurückhaltender zu werden und mich
auf mich selbst zu konzentrieren.

Dinge, die ich meinem jüngeren Ich heute raten würde:

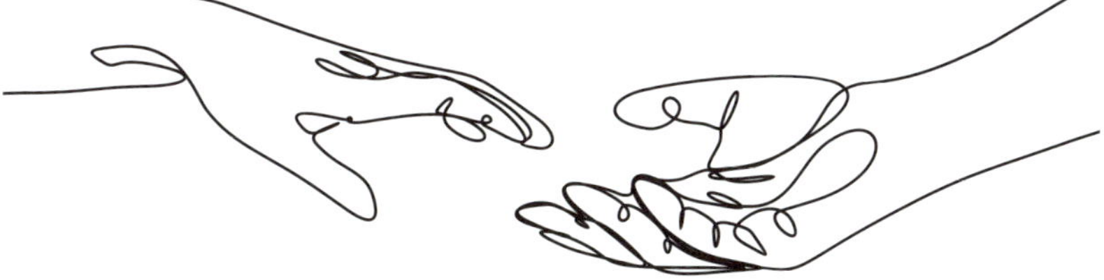

Ist es nicht ein wunderschöner Gedanke, dass viele unserer besten Tage erst noch kommen?

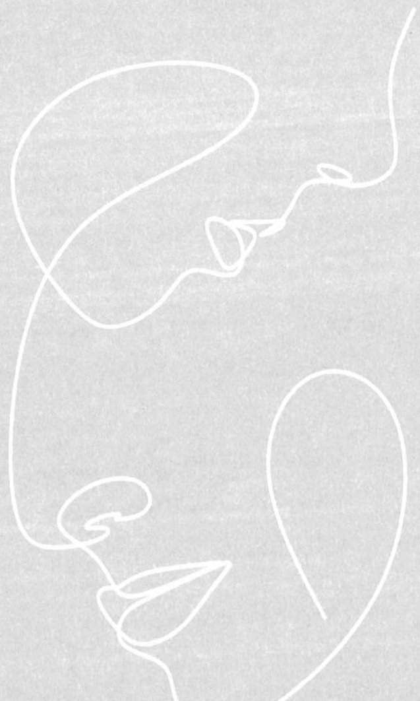

Notiere hier die Tage, auf die du dich freust, weil du weißt, dass etwas Schönes passieren wird:

Ja, es ist schlimm zu scheitern.

Aber es ist viel schlimmer, nie versucht zu haben, etwas zu erreichen

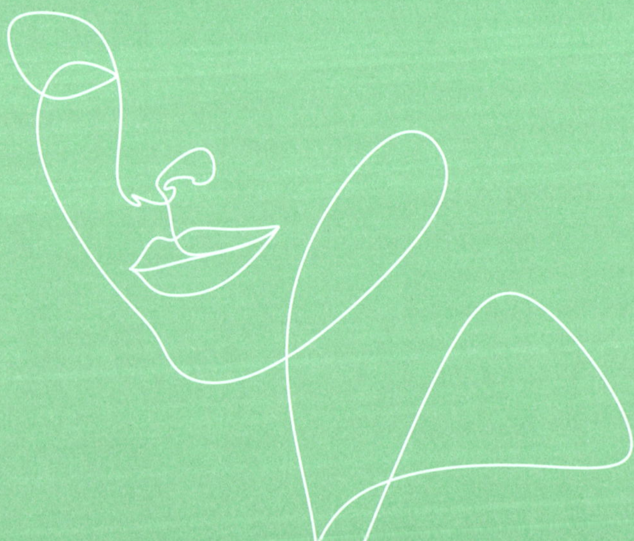

Was ich gern ausprobieren möchte ...

Auch wenn es nicht klappt: Hat es sich dann gelohnt?

○ ja ○ ja

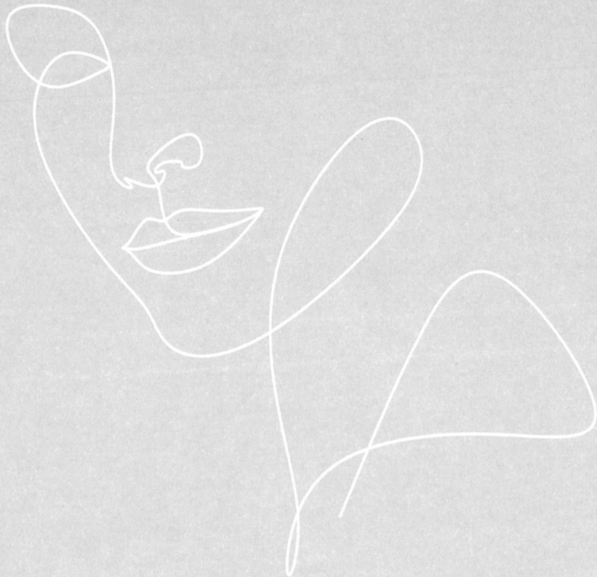

Die einzige Möglichkeit, deine Zukunft zu verändern, besteht darin, das zu ändern, was du täglich machst.

5 neue Routinen, die ich mir angewöhnen will, um etwas zu ändern:

1.

2.

3.

4.

5.

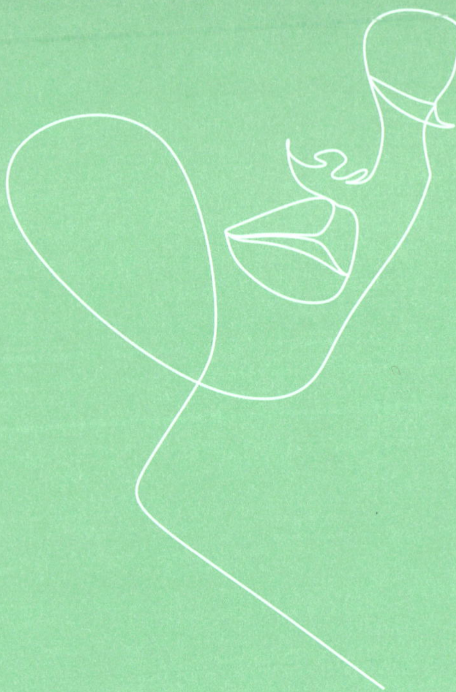

Stehe für das ein, woran du glaubst –
auch wenn es bedeutet, allein zu stehen.

Woran ich glaube und was mir wichtig ist ...

Lieber stehe ich allein, als dass...

Und weißt du, manchmal muss man einfach akzeptieren, dass es Dinge gibt, die nie wieder so werden, wie sie einmal waren.

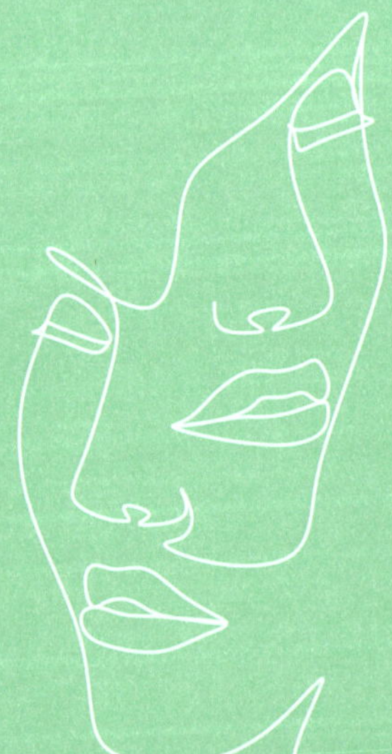

Ich akzeptiere, dass ...

Streich die alte Version von dir aus deinem Kopf.

Hak dein altes »Denken« ab.

Du bist nicht mehr dein altes Ich.

Du bist, wer du *jetzt* sein willst.

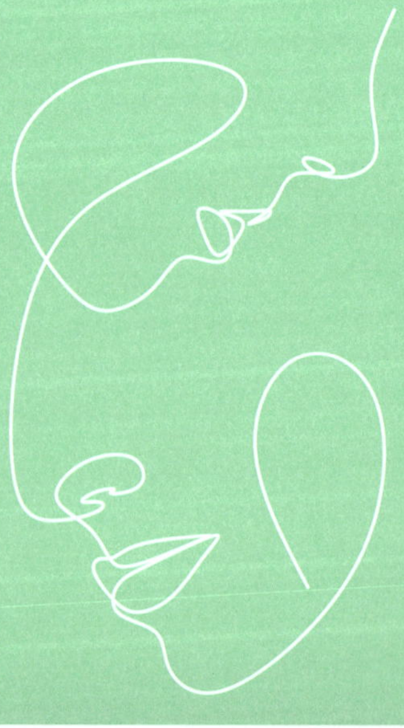

Schreib hier deine alten Glaubenssätze auf und streich sie direkt wieder durch:

Du brauchst sie nicht mehr.

Mach an jedem Tag,
was immer dich glücklich macht.

Denn dieser Tag wird nie wieder zurückkommen.

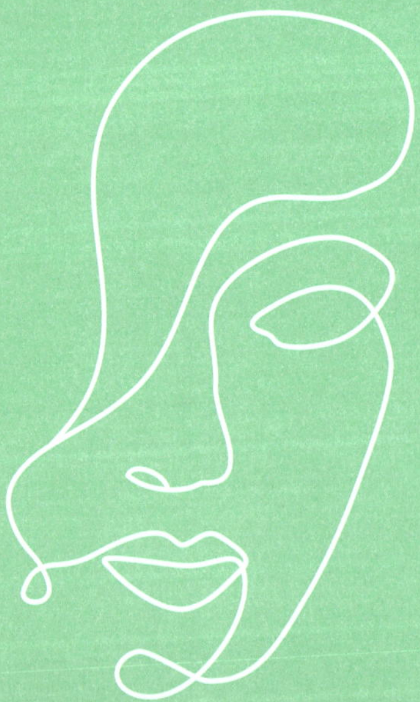

Hier ist Platz, um Momente aufzuschreiben, die dich glücklich gemacht haben. Lies dir diese Seite immer durch, wenn du durch eine schwere Zeit gehst.

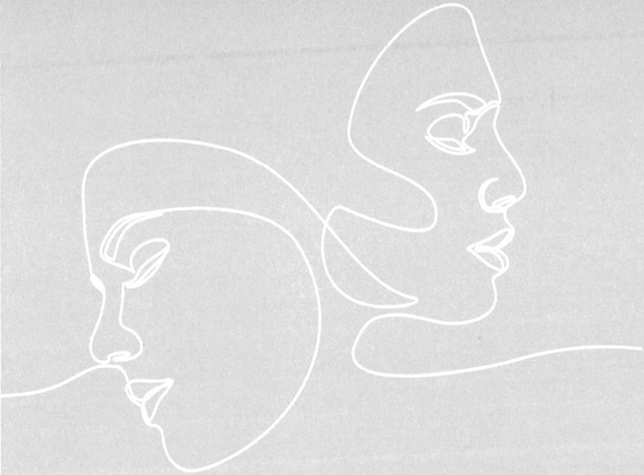

Ich blicke in die Zukunft und nicht
in die Vergangenheit.

Denn ich habe die Chance, das Beste aus dem
»Jetzt« zu machen, und habe keinen Einfluss
mehr darauf, das »Damals« zu verändern.

Schreib hier all die Dinge auf, mit denen du endgültig abschließt, reiß diese Seite raus, knüll sie zusammen und wirf sie weg.

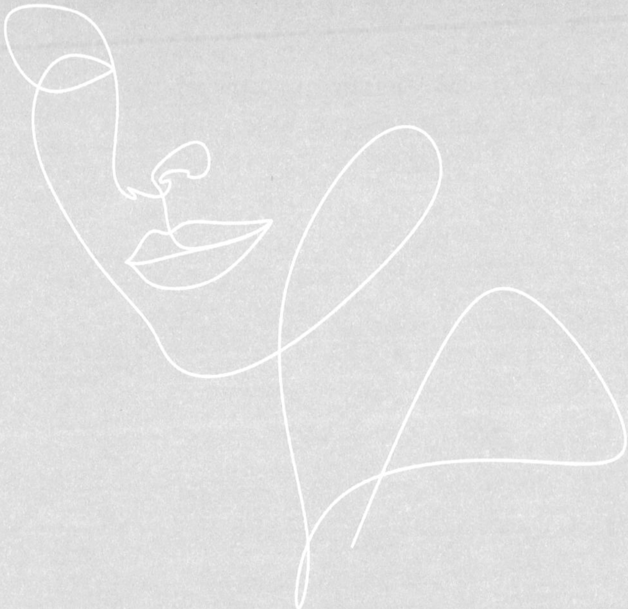

Trau dich, reiß die Seite raus!

Ich werde nie wieder jemandem erlauben, dass er mir das Gefühl gibt, ich wäre nicht genug.

Ich bin ...

- ○ genug
- ○ wunderschön
- ○ liebevoll
- ○ empathisch
- ○ aufmerksam
- ○ einzigartig
- ○ genau richtig

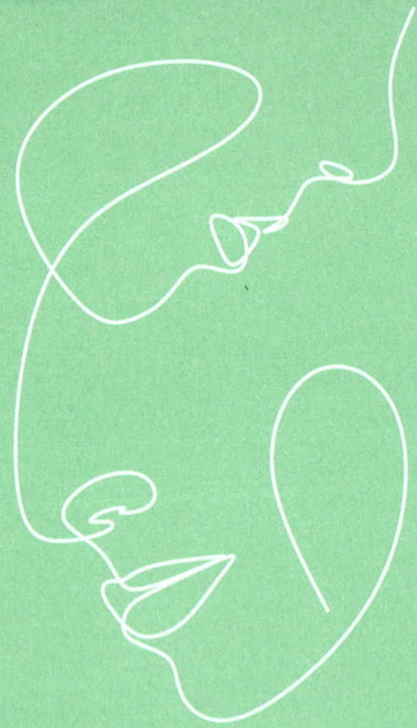

Du kannst nie wissen,
wie deine Zukunft wirklich aussehen wird.

Aber du kannst beeinflussen, dass sie gut wird.

5 Dinge, die ich ab heute tun kann, um meine Zukunft positiv zu beeinflussen:

1.

2.

3.

4.

5.

Am Ende wird alles gut. Ganz egal, wie lange
es dauert und wie schwer es werden wird.

Es wird gut werden.

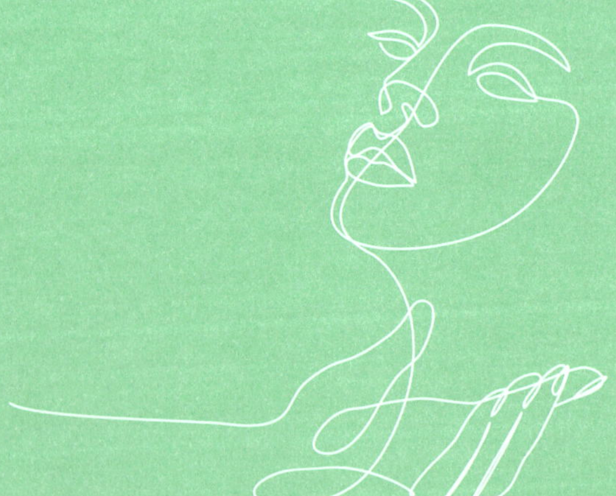

Wenn ich nach vorne schaue, weiß ich, dass ...

Hey du,

ich hoffe, dir geht es gut und dir hat mein Buch gefallen. Vielleicht konntest du etwas für dich und für deine Zukunft mitnehmen.

In diesen letzten Zeilen wollte ich dir nur noch ein letztes Mal sagen, dass es völlig okay ist, nicht wie alle anderen zu sein. Stress dich bitte nicht, nur weil andere um dich herum vielleicht »schneller« sind.

Geh deinen Weg in deinem eigenen Tempo und hör immer nur auf dein eigenes Herz.

Du verdienst es genauso wie jeder andere Mensch, glücklich zu sein und glücklich zu werden. Halte durch – es wartet eine wunderschöne Zukunft auf dich.

Dein Roli

Dein abschließender Text an dein (zukünftiges) Ich: Was möchtest du deinem zukünftigen Ich heute gern sagen?

Hallo, liebes Ich, ...

Über Roli

Die meisten werden Roland unter dem Namen »Roli« (@itsrolislife) kennen. Aufgrund seiner eigenen Vergangenheit, in der er mit mehreren psychischen Erkrankungen leben musste, engagiert er sich für psychologische Themen, vor allem mentale Gesundheit. Über die sozialen Netzwerke erreicht er zurzeit insgesamt über 400.000 Menschen, indem er über seine Vergangenheit spricht und Betroffenen Mut schenkt. Ein wichtiger Teil, der zu seiner eigenen Heilung beigetragen hat, war das Journaling: Mit seinem ersten selbst verfassten Journal möchte er nun auch anderen helfen.

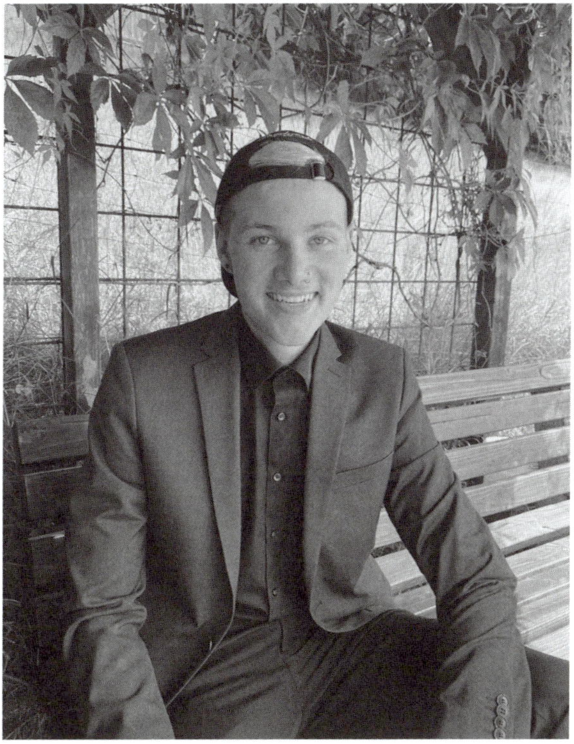

© Roland Golsner

Normalerweise widmen Autoren ihre Bücher bestimmten Personen in ihrem Leben. Ich widme dieses Buch dem 15-jährigen Roli, der allein auf sich gestellt war und sich selbst aus dieser schweren Zeit gerettet hat. Ich bin stolz auf dich. Ohne deine Stärke wäre ich heute nicht mehr hier. Danke, dass du durchgehalten hast.

Wenn du noch mehr von mir und meiner Reise sehen/hören/lesen möchtest, schau doch gerne auf meinen Social-Media-Kanälen vorbei.

Instagram: @itsrolislife

Tiktok: @itsrolislife

YouTube: @itsrolislife

Mein Podcast: »Aber was jetzt« - @itsrolislife

NOTFALLNUMMERN

Hier findest du eine kleine Auswahl an Stellen, an die du dich jederzeit wenden kannst, wenn du Hilfe brauchst.

https://krisenchat.de/

https://jugendnotmail.de/

https://jugend.bke-beratung.de/views/home/index.html

https://online.telefonseelsorge.de

https://telefonseelsorge.de

Das Kinder- und Jugendtelefon der Nummer gegen Kummer ist anonym und kostenlos vom Handy und Festnetz erreichbar: 116 111

Darüber hinaus gibt es zum Beispiel auch in vielen kirchlichen Gemeinden oder Kommunen Hilfsangebote. Du kannst diese ganz einfach im Internet finden.

Abbildungen

alla_line/Shutterstock.com: S. 34, 42, 44, 54, 60, 62, 70, 80, 92, 98, 104, 108, 110, 120, 128, 134, 140, 142, 148, 158, 160, 167, 172, 180, 182, 186, 190, 196, 198

art of line/Shutterstock.com: S. 139, 177

Back one line/Shutterstock.com: S. 32, 46, 68, 86, 102, 130, 154, 176, 194

Dean Drobot/shutterstock.com: Coverabbildung, S. 6, 10, 24, 72, 124, 162

digi_house/Shutterstock.com: S. 30, 50, 64, 77, 96, 116, 138

DODOMO/Shutterstock.com: S. 87

Fagreia/Shutterstock.com: S. 38, 58, 90, 100, 122, 150, 178, 192

JustArtNina/Shutterstock.com: S. 40, 52, 66, 78, 88, 118, 144, 168, 188

Line by Line Vectors/Shutterstock.com: S. 35, 67, 99, 145, 189

LivDeco/Shutterstock.com: S. 28, 48, 82, 132, 146, 156, 170, 200

lkidogoooo/Shutterstock.com: S. 179

magic_creator/Shutterstock.com: S. 36, 56, 84, 94, 112, 136, 152, 174

Nikolaeva/Shutterstock.com: S. 35, 67, 99, 145, 189

olesia_g/Shutterstock.com: Rahmenlinien Seite 8 usf.

warmjuly/Shutterstock.com: S. 139